ANATOMIE

DESCRIPTIVE

DES FORMES HUMAINES

———

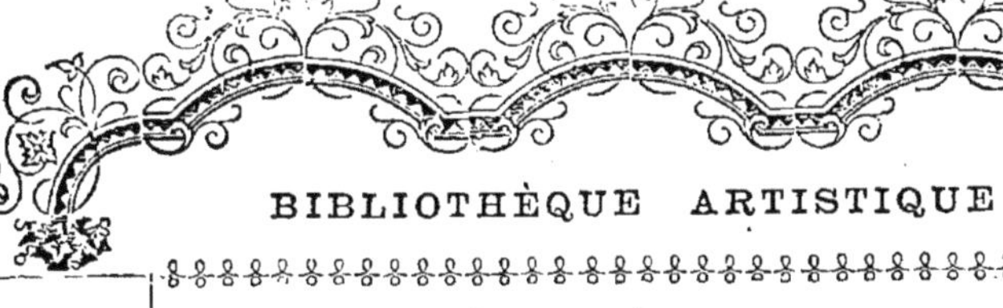

PÉQUÉGNOT

ANATOMIE
DESCRIPTIVE
DES FORMES HUMAINES

A L'USAGE

des Artistes Peintres, Sculpteurs, Graveurs
Élèves et Amateurs

OUVRAGE ORNÉ DE 24 GRAVURES SUR ACIER

ÉDITION REVUE ET AUGMENTÉE

PAR RIO

EX-CHIRURGIEN DE MARINE

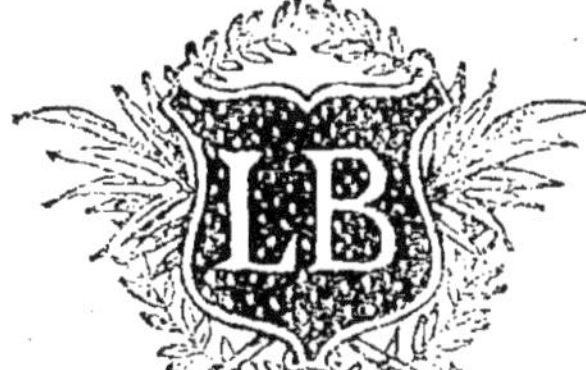

PARIS, LE BAILLY, Éditeur

LIBRAIRIE ARTISTIQUE

6, Rue Cardinale (près St-Germain-des-Prés)

ANATOMIE

DESCRIPTIVE

DES FORMES HUMAINES

A L'USAGE

DES ARTISTES PEINTRES, SCULPTEURS, GRAVEURS,
ÉLÈVES ET AMATEURS

ORNÉE DE 24 TRÈS BELLES GRAVURES SUR ACIER
REPRODUISANT COMPLÈTEMENT

LE SYSTÈME OSTÉOLOGIQUE

ET LE SYSTÈME MYOLOGIQUE

PAR

PÉQUÉGNOT

ÉDITION REVUE ET AUGMENTÉE

Par Auguste RIO

EX-CHIRURGIEN DE MARINE

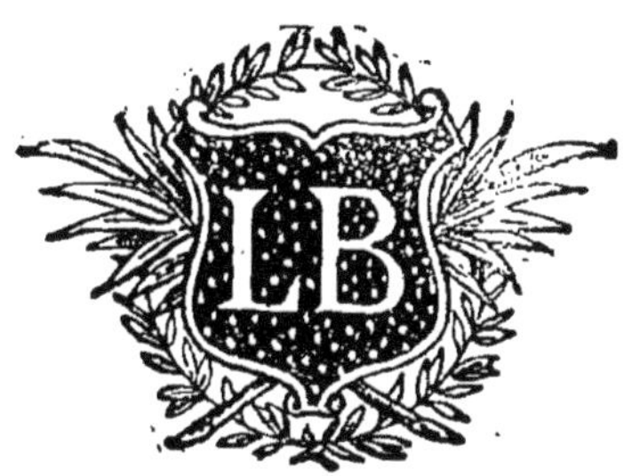

PARIS, **LE BAILLY**, ÉDITEUR

LIBRAIRIE ARTISTIQUE

6, RUE CARDINALE, PRÈS SAINT-GERMAIN-DES-PRÉS

AVANT-PROPOS

Dès l'antiquité la plus reculée, l'homme a été l'unique but auquel tendaient les arts d'imitation, et les grands maîtres se sont tous occupés des moyens qui pouvaient conduire à la perfection, en copiant ce type par excellence.

Nous voyons, chez les modernes, Michel-Ange rechercher avec soin les principes des formes du corps de l'homme, et, par ses études profondes en anatomie, donner un aspect nouveau aux arts, les tirer de la route étroite où ils végétaient, hâter leur marche pénible et les porter presque aussitôt à leur entière perfection. Donatello, Jean de Bologne avaient étudié cette science ; Baccio Bandinelli, par son style facile et vigoureux, ne nous laisse aucun doute sur ses connaissances anatomiques ; Léonard de Vinci, cet homme universel, n'a eu garde de négliger cette étude ; Le Titien a écrit sur la science et en a donné des lois ; Le Dominiquin, dont les conceptions sont si élevées, a puisé dans la partie matérielle de l'art cette sévérité qui le distingue ; Jean Cousin doit à ces moyens la correction et le naturel que nous admirons en lui ; enfin Le Sueur et Le Poussin, ces deux génies si respectables par la sagesse et le savoir qui président à leurs œuvres, ont tous deux étudié avec soin une science qui, en aplanissant les difficultés, éleva et agrandit leur style.

Les anciens ont montré assez, par la perfection de leurs ouvrages, combien leur savoir en anatomie était profond.

Sous ce rapport, le plus grand nombre de leurs statues sont très remarquables.

L'anatomie seule enfin donne d'une manière positive des règles capables d'éclairer l'artiste et de fixer irrévocablement ses idées sur une foule de cas intéressants. Elle est aussi indispensable que la connaissance de la perspective ; sans elle on s'expose à un travail pénible, à des erreurs et à des fautes graves que peut à peine corriger une observation longue et assidue ; c'est, en un mot, la seule science exacte qui puisse, avec la perspective, servir dignement de base à l'étude des beaux-arts.

ANATOMIE

DISPOSITIONS GÉNÉRALES

Notre ouvrage étant exclusivement destiné aux peintres,
sculpteurs et graveurs, nous diviserons l'Anatomie qui en
est le but, en deux parties : l'Ostéologie et la Myologie.
Nos lecteurs nous sauront gré d'avoir éliminé de notre
cadre, qui devait être naturellement restreint, les données
scientifiques et les connaissances techniques qui sont
indispensables au chirurgien et au médecin, mais qui ne
pouvant être pour eux d'aucune utilité au point de vue
artistique, n'auraient servi qu'à rendre plus confuse et
plus aride la description des os et des muscles dont la
connaissance doit avoir, à leurs yeux, un mérite incontes-
table.

Laissant donc de côté l'étude des veines et des artères,
celle des viscères contenus dans les différentes cavités du
corps, et enfin celle des nerfs, qui ne peuvent avoir qu'un
rapport indirect avec l'intérêt de nos lecteurs, nous nous
bornerons à étudier l'Ostéologie et la Myologie.

Dans la première partie, nous traiterons de la structure
la plus simple du corps humain, des os, en un mot. La
seconde partie comprendra l'étude des muscles sous le
rapport du mouvement dont ils sont les agents avec les
muscles profonds, et sous le rapport intéressant des formes
qu'ils accusent à l'extérieur sur le corps de l'homme.

Des Os.

Les os, composés de substance dure, sont les parties du
corps les plus solides, conséquemment celles sur lesquelles
les autres reposent. Ils déterminent les dimensions du

corps, reçoivent et protègent les organes de la vie les plus
importants; superposés entre eux, ils se servent récipro-
quement de base et d'appui et soutiennent les parties
molles : c'est sur eux que s'implantent la plupart des
muscles agents actifs de la locomotion. Ce sont les leviers
au moyen desquels s'exécutent les grands mouvements;
en un mot, ils forment une charpente mobile d'une solidité
d'autant plus grande que les diverses pièces sont plus
nombreuses, soudés ou articulés ensemble de la manière
la plus favorable pour résister à de puissants efforts et
pour affaiblir les ébranlements continuels que subit le
corps humain.

Des Tendons.

Les tendons sont les attaches des muscles sur les os :
ils servent de transition de l'un à l'autre. Leur puissance
est considérable, car elle résume souvent l'action de plusieurs muscles. On les nomme aussi ligaments.

Des Cartilages.

Les cartilages sont des parties molles et élastiques qui
naissent des os, les terminent en atténuant leur dureté et
servent à parfaire leurs articulations. Ils sont le plus souvent enduits d'un liquide visqueux appelé synovie, qui,
de même que l'huile pour les machines, sert à lubrifier
les parties en contact et à rendre plus faciles les mouvements articulaires.

Des Muscles.

Les muscles qui constituent les parties charnues du
corps sont les agents spéciaux du mouvement en même
temps que les protecteurs de tous les organes importants.
Composés de faisceaux de fibres qui ont la propriété de se
contracter, ils agissent par là sur le système osseux auquel
ils s'attachent par leurs tendons.

Des Aponévroses.

Une sorte de tissu léger de membrane fibreuse qu'on
nomme aponévrose enveloppe les faisceaux musculaires;
elle est destinée à isoler ou favoriser l'ensemble de leurs
mouvements. Les muscles enfin sont disposés par couches
plus ou moins profondes, et déterminent ainsi la forme et
le volume des membres.

OSTÉOLOGIE

DE LA TÊTE

Nomenclature.

L'Occipital (a).
Les Pariétaux (b).
Les Temporaux (c).
Le Frontal (d).
Les Os nasaux (e).

Le Sphénoïde (f).
Les Malaires (g).
Les Maxillaires supérieurs (h).
Le Maxillaire inférieur (i).
Les Dents (j).

DESCRIPTION

(Pl. 1 et 2.)

La tête, la partie du corps la plus élevée, est placée sur l'extrémité supérieure de la colonne vertébrale. Sa partie supérieure est entièrement destinée au cerveau qu'elle enveloppe d'une boîte osseuse, organe de protection aussi solide que simple par sa forme : c'est la boîte crânienne ou crâne. Plus bas et sur un plan antérieur sont placés d'autres os qui par leur réunion constituent la face.

DU CRANE.

Les os qui composent le crâne sont postérieurement l'occipital (a), antérieurement le frontal (d), latéralement les pariétaux (b), les temporaux (c), et enfin à la base, le sphénoïde (f).

De l'Occipital.

Situé à la partie externe, inférieure et postérieure, cet os est garni de deux éminences qui s'articulent avec la première vertèbre cervicale (l'atlas). Il est solidement enclavé dans les deux pariétaux (b), les deux temporaux (c) et le sphénoïde (f).

Des Pariétaux.

Le sommet de la tête est formé des deux pariétaux (b) qui s'articulent ensemble sur la ligne médiane ; postérieurement ils sont unis à l'occipital (a), sur les côtés aux temporaux (c) et à la partie antérieure au frontal (d).

Des Temporaux.

Chacun des deux temporaux (c) s'unit à l'occipital, à un des pariétaux et au sphénoïde, ils s'articulent aussi avec des os de la face, les malaires (g), par l'intermédiaire de l'apophyse (') zygomatique. Sous cette même apophyse, un peu en arrière, est placé le trou du conduit auditif externe, qui répond conséquemment dans la face au milieu de l'oreille.

Du Frontal.

Le frontal (d) forme la partie antérieure du crâne et la partie supérieure de la face; il est uni à tous les os précédents, moins l'occipital. Il est uni de plus aux divers os de la face, tels que le maxillaire supérieur (h), l'os nasal (e) et les malaires (g).

Du Sphénoïde.

Pour terminer cette boîte osseuse, il faut placer ici le sphénoïde (f), qui est la clef du crâne et de la face et qui sert de transition de l'un à l'autre. Le sphénoïde est à la fois interne et externe; on le voit sur les côtés, aux tempes, où il s'articule avec l'occipital, les pariétaux, les temporaux, quelquefois avec le maxillaire supérieur. Il s'unit intérieurement avec l'ethmoïde. (Ce dernier os, qui est interne, est situé à la partie inférieure du crâne, au-dessous du frontal; c'est le siège de l'odorat.)

DE LA FACE.

La face se compose de l'os maxillaire supérieur (h), des os malaires (g) et de l'os maxillaire inférieur (i). La première portion de la face est constituée par le frontal décrit plus haut.

De l'Os nasal.

Petit os très épais qui donne naissance au cartilage, dernière pièce de la charpente du nez.

Des Maxillaires supérieurs.

Les os maxillaires supérieurs (h) sont unis à l'os nasal, au frontal, à l'ethmoïde et au sphénoïde. Ils sont les abou-

---

(1) L'apophyse est une excroissance, une sorte de petite branche ou épine de la même nature que l'os (Απὺ φπω je nais de).

tissants de tous ceux auxquels ils s'articulent. Ils ne se réunissent qu'en partie sur la ligne médiane et forment par leur partie libre la cavité des fosses nasales. Leur bord antérieur est muni d'une petite saillie qui est l'épine nasale, laquelle forme la base du nez.

Des os Malaires.

Les os malaires (g) sont des arcs-boutants qui assurent considérablement la solidité de la face : en effet, ces deux os placés latéralement s'appuyent sur le crâne où ils s'articulent avec les temporaux. Unis au sphénoïde, enclavés dans les maxillaires supérieurs, ils se joignent au frontal par leur apophyse montante.

Des Dents.

Les dents qui sont plantées dans les deux os maxillaires supérieurs et le maxillaire inférieur sont au nombre de trente-deux (chez l'adulte).

Indépendamment de la variété qu'elles répandent dans le visage par leur blancheur, elles servent encore à donner de la hauteur à la face. On doit remarquer, en effet, que chez les vieillards où elles manquent, la figure semble s'affaisser : la mâchoire inférieure devient proéminente, se rapproche du nez et imprime au visage un grand caractère de vétusté. « Essayez de fixer votre attention sur cette partie, dit Lavater, étudiez-la dans l'imbécile, dans l'hypocrite, dans le scélérat, et vous verrez jusqu'à quel point elle est expressive. »

Du Maxillaire inférieur.

L'os maxillaire inférieur (i) compose à lui seul la partie inférieure de la face. La mastication des aliments nécessitait la mobilité de cet os ; c'est pourquoi ses deux branches s'articulent par leurs extrémités postérieures et supérieures avec les deux cavités que présentent les temporaux. Sa forme influe considérablement sur le caractère de la tête, soit qu'elle varie en hauteur, ou qu'elle soit plus ou moins saillante par rapport à la mâchoire supérieure. En effet, chez la race éthiopienne ou nègre, la saillie des mâchoires, particulièrement de la mâchoire inférieure jointe à la dépression du front et à l'écartement des arcades zygomatiques, est un des caractères distinctifs de leur race. Il n'en est pas de même chez la race blanche, et l'artiste, au point de vue de la distinction des

races, doit toujours prendre en considération les diffé-
rences que présente *l'angle facial*. Si l'on suppose deux
lignes, la première verticale, passant par les dents incisives supérieures et par le point le plus saillant du front ;
la seconde horizontale, tirée du conduit auditif externe
aux mêmes dents incisives supérieures, la rencontre de
ces deux lignes constitue l'angle facial, qui se rapproche
d'autant plus de l'angle droit que l'on remonte des races
inférieures à la race blanche ou caucasique.

La face nous apparaît maintenant d'une manière sensible ; le front, les arcades sourcilières sont dessinés par le
frontal. Au-dessous les fosses orbitaires nous indiquent
la place des yeux. Au-dessus des deux maxillaires supérieurs, l'os nasal et l'épine nasale qui doivent recevoir le
nez ; de chaque côté les pommettes saillent sous la peau
d'une manière si sensible chez les vieillards ; enfin les
arcades dentaires, puis le menton qui termine la face ;
rien ne manque à cette machine que les muscles vont
bientôt animer. Les os du crâne arrangés en voûte sont
articulés entre eux d'une manière inséparable ; ceux de
la face garnis des ouvertures nécessaires aux différents
organes dont elle est le siège, plus admirables encore par
leur variété et l'économie qui préside à leur structure,
n'offrent pas moins de solidité et de sagesse dans leur
disposition.

DE LA COLONNE VERTÉBRALE

Nomenclature.

La Colonne vertébrale (k).	Les Vertèbres dorsales (k^2).
Les Vertèbres cervicales (k^1).	Les Vertèbres lombaires (k^3).

DESCRIPTION

(Pl. 3 et 4.)

La colonne vertébrale qui réunit les parties inférieure
et supérieure du corps est située entre la tête et le bassin ;
c'est une tige formée de vingt-quatre pièces mobiles super-
posées. Sa forme est à peu près celle d'un S.

Des Vertèbres.

Ces vingt-quatre pièces sont les vertèbres (du latin
vertere, tourner). Les sept premières sont les vertèbres
cervicales, celles du cou ; les douze suivantes les vertèbres
dorsales, celles du dos ; et les cinq dernières les vertèbres
lombaires, celles des reins. Chaque vertèbre offre à la

partie antérieure une face arrondie, le corps ; à la partie postérieure, un trou qui est limité en avant par le corps de la vertèbre, de chaque côté par deux apophyses latérales ou lames, et postérieurement par l'apophyse épineuse. Les vertèbres sont toutes formées de même ; cependant elles ne se ressemblent jamais identiquement ; ainsi leur volume va en augmentant de haut en bas : les vertèbres dorsales offrent une petite disposition particulière pour s'articuler avec les côtes ; les vertèbres lombaires sont plus larges, et les vertèbres cervicales se distinguent par la première, l'atlas, qui est sans apophyses et assez semblable à un anneau ; elle soutient la tête ; la seconde, l'axis, facilite la rotation de cette partie et présente une apophyse remarquable, l'apophyse odontoïde (en forme de dent), qui vient s'enchâsser dans l'anneau de l'atlas, et sur laquelle tourne la tête comme autour d'un pivot ; la septième vertèbre, la dernière des cervicales, est nommée proéminente à cause de la saillie qu'elle exprime fortement à la base postérieure du cou.

De la Colonne vertébrale.

La colonne vertébrale est sans contredit une des pièces du squelette les plus admirables ; quelle solidité dans la superposition des vertèbres ! quelle flexibilité dans cette longue branche qui s'incline en avant et en arrière et qui se prête avec tant d'aisance aux mouvements continuels du corps ! Quelle mollesse d'appui cette colonne mobile n'offre-t-elle pas au cerveau ! C'est elle qui porte tout le système des côtes, et qui, décrivant une ligne sinueuse des plus agréables, offre une cavité à la poitrine. Enfin, dans le canal que forment les trous consécutifs des vertèbres, est logée la moëlle épinière dont les cordons nerveux s'en échappent par des échancrures latérales et répandent ainsi dans toutes les parties du corps l'organe des sens.

DU DOS ET DE LA POITRINE

Nomenclature.

Les Côtes (1).	Les Clavicules (n).
Le Sternum (m).	L'Omoplate (o).

DESCRIPTION

(Pl. 3, 4 et 5.)

La partie que l'on nomme la poitrine et qui forme la région supérieure du tronc est composée des côtes (l) unies par le sternum (m), des clavicules (n) antérieurement, et des omoplates (o) attachées à la partie postérieure.

Des Côtes.

Les côtes (l), au nombre de douze, sont toutes attachées aux vertèbres; elles se divisent en côtes et fausses côtes. Les sept premières ou les vraies côtes viennent s'attacher au sternum, pièce médiane qui leur sert à la fois de lien et de support, les cinq autres ou fausses côtes sont comme appendues les unes aux autres, à leur extrémité antérieure, par des cartilages qui donnent à cette partie une grande élasticité. Les côtes diminuent en haut et en bas à partir de celle du milieu, de telle sorte que la première et la dernière sont les plus courtes; elles forment, comme on voit, une vaste capacité qui contient des organes importants et auxquels il fallait nécessairement une protection aussi sûre que celle que leur offre cette réunion d'arcs osseux. Les côtes de la façon dont elles sont disposées, c'est-à-dire obliquement en bas, permettent, en se redressant, le mouvement de dilatation que nécessite à l'intérieur l'acte de la respiration exécuté par les poumons.

Du Sternum.

Le sternum (m), comme nous l'avons dit, est la clef de la voûte que forment les côtes. Cet os, placé au milieu de la poitrine, est encore soutenu par les clavicules (n) auxquelles il s'articule. Il se termine inférieurement par un petit os aplati et taillé en pointe que l'on nomme appendice xiphoïde (de ξιφος, épée).

Des Clavicules.

Les clavicules (n), placées latéralement à la partie supérieure de la poitrine, s'articulent antérieurement avec le sternum (m) et postérieurement avec l'omoplate (o). La clavicule est placée là comme un arc-boutant; en effet, elle sert d'appui au bras qu'elle maintient à la partie latérale du corps, et concourt avec l'omoplate à former l'épaule et à la fixer au tronc. Placé immédiatement sous la peau, cet os est très sensible chez les personnes maigres.

Des Omoplates.

Ces deux os (⁰), sont apposés aux deux côtés du dos. Chacun d'eux offre une forme triangulaire assez régulière; leur angle externe le plus haut est terminé par deux éminences saillantes en dehors (pl. 5), l'une nommée acromion (sommet de l'épaule), et l'autre apophyse coracoïde (à bec de corbeau), un peu moins élevée et moins avancée que la précédente. Au-dessous de l'acromion est la cavité glénoïde dans laquelle s'articule l'os du bras, et qui, pour la facilité de ses mouvements, en est séparée par une sorte d'échancrure; de plus l'omoplate possède, à sa partie supérieure, une sorte d'arête qui va de l'angle externe à l'angle interne et qui favorise l'attache des muscles du dos. A la partie antérieure elle reçoit la clavicule qui concourt avec l'acromion à la formation de l'épaule. L'omoplate qui protège postérieurement les organes contenus dans la poitrine, assure avec la clavicule un point d'appui solide et un centre de mouvement au levier long et puissant que forme le bras. De même que les clavicules, chez les personnes maigres ou affaiblies par la maladie, les omoplates, dans le même état de maigreur ou de maladie, font une saillie assez considérable à la partie supérieure du dos.

—

DU MEMBRE SUPÉRIEUR

Nomenclature.

L'Humérus (p).	Le Carpe (s).
Le Cubitus (q).	Le Métacarpe (s¹).
Le Radius (r).	Les Doigts (s²).

DESCRIPTION

DU BRAS

(Pl. 3 et 4.)

De l'Humérus.

L'humérus (p) qui compose seul le bras est d'une structure très simple. Son extrémité supérieure ou tête s'articule avec l'omoplate dans la cavité glénoïde : l'extrémité inférieure est composée de deux têtes, toutes deux semblables à des poulies par leur structure. La première, nom-

mée condyle de l'humérus, s'articule avec le cubitus (q),
et la seconde, nommée poulie, s'articule avec le radius (r).

—

DE L'AVANT-BRAS

Du Cubitus. — Du Radius.

L'avant-bras se compose du cubitus (q) et du radius (r).
Le cubitus est interne et le radius externe, c'est-à-dire
que dans la main le radius répond au pouce, tandis que le
cubitus répond au petit doigt. L'extrémité supérieure du
cubitus offre la grande cavité sigmoïde qui reçoit la poulie
de l'humérus; l'extrémité inférieure du radius est séparée
des os du carpe par un ligament.

L'extrémité supérieure du radius, nommée tête, s'articule avec le condyle de l'humérus. L'extrémité inférieure
s'articule avec la presque totalité de la main; de plus, ces
deux os s'articulent ensemble en haut et en bas. Le radius
est essentiellement préposé à la main; l'extrémité inférieure par laquelle il s'y articule est très volumineuse,
tandis que celle du cubitus l'est beaucoup moins. Cette
disposition se répète inversement à la partie supérieure
où ils s'unissent à l'humérus.

Le cubitus est l'os principal de l'avant-bras; il exécute
avec le radius des mouvements de flexion et d'extension,
tandis que le radius seul exécute les mouvements de rotation qu'il imprime à la main.

—

DE LA MAIN

La main se compose du carpe, du métacarpe et des
doigts.

Du Carpe.

Le carpe (s) est composé de huit petits os placés sur deux
rangs, unis et articulés ensemble; la partie supérieure de
la première rangée répond au radius et la partie inférieure
de la seconde rangée répond aux os du métacarpe. Si la
main eût été attachée au bras par un seul os, ses mouvements eussent manqué de souplesse et de facilité; tandis
que par la mobilité de ces deux rangées d'os, s'effectue une
grande partie des mouvements de flexion et d'extension de
la main, en même temps que le mouvement se transmet aux
autres articulations.

Du Métacarpe.

Le métacarpe (s¹) est composé de cinq os longs, adaptés d'un côté au carpe et de l'autre côté aux doigts ; ils servent de transition entre ces deux parties en même temps qu'ils servent de point d'appui à ces derniers. Ils constituent le dos et la paume de la main.

Le premier os du métacarpe le plus externe est détaché des autres et sert à l'extension du pouce. Le carpe un peu concave en dedans facilite l'application de la main sur les corps, en même temps qu'il résiste dans la préhension à la pression que les doigts, en se fermant, exercent sur lui.

Des Doigts.

Les doigts (s²), au nombre de cinq, sont : le pouce, l'index, le médius, l'annulaire et le petit doigt. Ils sont composés de trois os ou phalanges, excepté le pouce qui n'en a que deux. La main est un organe de préhension aussi solide qu'élégant ; élégant par la finesse de ses extrémités, les formes multipliées qu'elle prend, et solide par la flexibilité de ses articulations. Les doigts qui terminent le métacarpe favorisent la préhension par leur écartement et leur flexion. Le pouce perfectionne et termine ce système ; en effet, la place qu'il occupe le met en opposition avec les doigts, en même temps que sa force lui permet de seconder leurs efforts lorsque la main tient vigoureusement un corps quelconque. Cette opposition du pouce aux autres doigts de la main est un des caractères distinctifs de l'espèce humaine.

DU BASSIN

Nomenclature.

Le Sacrum (t).	Les os Iliaques ou Coxaux (u).
Le Coccyx (t¹).	

DESCRIPTION

(Pl. 3, 4 et 5.)

Le bassin est une partie très curieuse et par ses rapports et par sa structure ; formé postérieurement du sacrum, il se compose antérieurement et latéralement des deux iliaques et forme ainsi, au moyen de ces trois pieces, une sorte de capaci é convergente percée de plusieurs ouvertures pour l'usage des organes intérieurs.

Du Sacrum.

Le sacrum (t) a la forme d'une pyramide renversée; c'est sur cette large base qu'il présente en haut que vient se fixer la colonne vertébrale ; il soutient ainsi tout le poids de la partie supérieure du corps en même temps qu'il lui sert de transition avec la partie inférieure. Il se termine en bas par un petit os, le coccyx (t'), dont l'usage est entièrement relatif au rectum.

Des os Iliaques ou Coxaux.

Ces deux os (u) excessivement larges se réunissent entre eux à la partie antérieure du bassin ; cette réunion forme inférieurement l'arcade pubienne ; à la partie postérieure ils sont intimement unis au sacrum. A la partie supérieure et latérale, on remarque un angle au bord de cet os, c'est la crête iliaque, communément la hanche; au-dessous la fosse cotyloïde qui reçoit la tête du fémur ; à côté et plus antérieurement une vaste ouverture circulaire ou trou ovalaire, au-dessous duquel le rebord de l'os forme la tubérosité sciatique, portion sur laquelle le corps repose lorsque l'un est assis.

On doit remarquer ici que le bassin chargé d'un grand poids à sa partie postérieure ne reçoit d'appui qu'à la partie antérieure où il repose sur les fémurs ; il semble que le haut du corps doive se renverser en arrière ; mais cette disposition est balancée par la puissance des muscles qui agissent dans le sens contraire et maintiennent la partie supérieure en tconservant une disposition éminemment avantageuse, et pour la tête et pour le tronc.

En effet, à quelles secousses la tête n'eût-elle pas été assujettie si le bassin se fût reposé immédiatement à la partie postérieure sur les fémurs; que d'ébranlements continuels dans le saut, la course, dans la marche même, tandis qu'au contraire les deux angles que forme le bassin d'une part, avec la colonne vertébrale, et de l'autre avec les fémurs indépendamment du nombre de pièces qui constituent ces parties, sont des causes puissantes d'interruption pour l'ébranlement moléculaire.

———

DU MEMBRE INFÉRIEUR

Nomenclature.

Le Fémur (v).
La Rotule (w).
Le Tibia (x).
Le Péroné (y).

Le Tarse (z).
Le Métatarse (z^1).
Les Orteils (z^2.)

DESCRIPTION
DE LA CUISSE
Du Fémur.

(P. 3, 4 et 5.)

La cuisse est composée d'une seule pièce, le fémur (v). C'est le plus long et le plus gros de tous les os du corps. La partie supérieure est ainsi disposée ; une éminence assez volumineuse, c'est le grand trochanter, un col étroit et très incliné vers le bassin se terminant par la tête du fémur, portion volumineuse et très arrondie qui s'enfonce et s'attache dans la fosse cotyloïde. Derrière le grand trochanter est une autre saillie plus petite et placée plus bas; c'est le petit trochanter. L'extrémité inférieure du fémur est formée de deux grosses saillies ou poulies très arrondies à leur partie postérieure, et assez semblables à celle de l'humérus; on les nomme condyles interne et externe.

Les fémurs exécutent tous les grands mouvements, c'est-à-dire la flexion et l'extension, l'adduction et l'abduction, la rotation en dedans et la rotation en dehors; ils soutiennent en outre le bassin qui repose mollement sur ces deux os sensiblement inclinés en bas et en dedans.

De la Rotule.

La rotule (w) est un petit os triangulaire placé devant les deux condyles du fémur avec lesquels elle s'articule. A sa partie inférieure la rotule est attachée au tibia par un fort ligament ou *ligament rotulien;* elle complète à la fois l'articulation du genou et transmet à la jambe les mouvements des muscles de la cuisse auxquels elle sert d'attache.

—

DE LA JAMBE

La jambe est composée du tibia (x) et du péroné (y); on

pourrait ajouter la rotule qui appartient peut-être plus à la jambe qu'à la cuisse.

Du Tibia.

Le tibia est un peu moins long que le fémur. Son extrémité supérieure, large et volumineuse, se divise aussi en deux éminences nommées tubérosités externe et interne, lesquelles éminences offrent deux surfaces concaves et articulaires pour s'articuler avec les condyles du fémur. Ces surfaces concaves sont les cavités glénoïdes du tibia.

Son extrémité inférieure ou tarsienne s'articule avec le pied par une large face; elle offre une petite saillie, c'est la malléole interne. Le tibia supporte le poids que lui transmet le fémur; son obliquité en bas est dans le sens inverse de celle de ce dernier. Antérieurement, il est immédiatement placé sous la peau.

Du Péroné.

Cet os long et mince (y) s'attache en haut et en bas à la partie externe du tibia; placé un peu plus bas que cet os il le dépasse à sa partie inférieure, où son extrémité forme la malléole externe. L'usage du péroné est de consolider le pied en assujettissant sa partie externe; il diminue aussi l'étendue de ses mouvements.

—

DU PIED

Le pied se compose de ces trois groupes osseux: le tarse, le métatarse et les orteils.

Du Tarse.

Le tarse (z) est formé de sept os arrangés en voûte. Postérieurement le calcanéum qui forme le talon, et qui, avec l'astragale, est placé immédiatement sous les deux os de la jambe. Au milieu le scaphoïde.

Les trois cunéiformes et le cuboïde sont rangés de front à la partie antérieure et s'adaptent aux os réguliers du métatarse, lesquels terminent et prolongent cette voûte commencée par le calcanéum déjà très évidé à la base.

Le tarse offre à la jambe un appui souple et solide en superposant trois os, le calcanéum, l'astragale et le tibia.

Du Métatarse.

Le métatarse (z') est composé de cinq os longs très convexes à leur face su périeure. Placés entre le tarse et les orteils, ils forment le dessus et la plante du pied. Le plus interne des os métatarsiens est le plus gros et le plus élevé tandis que le plus externe est le plus petit et le plus bas.

Des Orteils.

Les orteils (z^2) sont au nombre de cinq, chacun composé de trois phalanges, à l'exception du gros orteil qui n'en a que deux. Les premières phalanges sont les plus longues. Nous voyons que les orteils terminent et soutiennent la voûte que forment les os du tarse et du métatarse, et qu'à la partie interne du pied où s'exerce le plus la pression, l'os métatarsien et l'orteil sont proportionnellement beaucoup plus gros que les autres os.

Le pied est un organe de soutien et de progression ; le poids que lui transmet la jambe est réparti à la partie postérieure, et laisse libre et dégagée la partie antérieure. Les orteils réunis présentent une large surface pour la solidité de la station, et leur mobilité dispose parfaitement le pied à s'adapter au sol dans le mouvement de la progression.

MYOLOGIE

DU CRANE ET DE LA FACE

Nomenclature.

L'Occipital (2).
Le Frontal (4).
Le Pyramidal (6).
L'Orbiculaire des paupières (8).
L'Elévateur commun de l'aile du nez et de la lèvre supérieure (10).
L'Elévateur propre de la lèvre supérieure (12).
Le grand Zygomatique (14).
Le petit Zygomatique (16).
L'Orbiculaire des lèvres (18).
Le Carré du menton (20).
Le Triangulaire du menton (22).
Le Masséter (24).

DESCRIPTION

DU CRANE

Le crâne est recouvert par deux muscles qui s'unissent au sommet de la tête par une large aponévrose, antérieurement le frontal, et postérieurement l'occipital.

De l'Occipital.

Ce muscle, caché par la chevelure, n'a pas d'action apparente (2) (Pl. 8).

Du Frontal.

Le frontal (4) au contraire est bien intéressant au point de vue physiologique. Ce muscle qui recouvre entièrement le front se confond avec l'orbiculaire des paupières (8) et le petit muscle pyramidal (6) qui n'est autre que son point d'appui et son attache sur l'os nasal. Le frontal se contracte en haut et en bas avec d'autant plus d'énergie que l'aponévrose qui l'unit à l'occipital (2) appuye et facilite sa contraction ; c'est par ce moyen que se meut le cuir chevelu. En s'élevant, il élève aussi les sourcils, oblige l'œil à s'épanouir ; le front semble alors s'étendre et se dérider ; c'est l'expression de l'étonnement, de la joie et de l'hilarité la plus grande. Si au contraire il s'abaisse, le front à l'instant se sillonne de rides, les sourcils se rapprochent en tombant, et la face prend une teinte sombre et méditative.

—

DE LA FACE

Les muscles de la face qui paraissent nombreux au premier aspect sont cependant faciles à retenir, et leurs relations générales se comprennent aisément.

De l'Orbiculaire des paupières.

Ce muscle (8) enveloppe complètement l'œil; il ouvre et ferme les paupières. En opérant cette occlusion avec force, il élève considérablement la joue, entraîne avec lui tout le système des muscles inférieurs et produit ainsi une expression d'un genre sérieux comique ; alors la figure semble à la fois rire et pleurer. Ce muscle, en luttant contre l'action du frontal, porte un tant soit peu les sourcils en dedans.

De l'Élévateur commun de l'aile du nez et de la lèvre supérieure.

Ce muscle (10) s'étend de l'os maxillaire supérieur à la lèvre supérieure et à l'aile du nez ; il agit principalement sur ce dernier auquel il imprime un mouvement de dédain très prononcé. Dans l'extrême colère, son action se fait sentir au moment où les narines se gonflent et semblent respirer la fureur.

De l'Élévateur propre de la lèvre supérieure.

En se confondant avec l'élévateur commun de l'aile du nez et de la lèvre supérieure, ce muscle (12) va de l'orbiculaire des paupières à l'orbiculaire des lèvres (18) et élève en dehors la lèvre supérieure.

Du grand Zygomatique.

Le grand zygomatique (14) est uni à l'orbiculaire des lèvres et s'attache à l'os malaire (g). Il tire en haut la commissure des lèvres et élève en dehors la lèvre supérieure.

Du petit Zygomatique.

Le petit zygomatique (16) diffère du grand zygomatique en ce qu'il s'attache en haut à l'orbiculaire des paupières. Tous deux sont agents très actifs du rire ; c'est par eux que les deux coins de la bouche montent et font saillir la joue au moment où une idée riante vient épanouir le front, où les yeux se ferment et, prenant une expression maligne, semblent confirmer l'idée qui se peint sur les lèvres.

De l'Orbiculaire des lèvres.

C'est l'aboutissant de presque tous les muscles de la face (18). Comme l'orbiculaire des paupières, il est composé de fibres concentriques pour faciliter les mouvements sans nombre de ce centre sensible. Ses contours sinueux dessinent les lèvres.

« La bouche est l'interprète et le représentant de l'esprit et du cœur : elle rassemble, et dans son état de repos et dans une variété infinie de ses mouvements, un monde de caractères; elle est éloquente jusque dans son silence (¹). »

Du Carré du menton.

Le carré du menton (20) s'implante au bord de la mâchoire inférieure. Il s'épanouit à la lèvre inférieure qu'il tend et abaisse dans une direction horizontale.

Du Triangulaire du menton.

Le triangulaire du menton (22) s'attache à la mâchoire inférieure et va se confondre avec l'orbiculaire des lèvres et le grand zygomatique. Ce muscle est en quelque sorte l'antagoniste des zygomatiques. En effet dans les mouvements de crainte, les deux coins de la bouche s'abaissent en même temps que les sourcils. Dans la joie, au contraire, cette situation change de suite, la commissure des lèvres s'élève agréablement de chaque côté. Le triangulaire est donc l'agent des passions tristes, c'est par lui que se peignent sur la face les reflets des idées sombres.

Du Masséter.

Il nous reste à parler d'un muscle puissant, le massé-

______
(1) Lavater, II, p. 185.

ter (24) ; il attache la mâchoire inférieure à l'arcade zygomatique. Le masséter élève et abaisse la mâchoire inférieure, il agit fortement dans l'acte de la mastication ; et dans la colère, lorsqu'il serre les dents, il se dessine assez vigoureusement sous la peau.

« Les muscles faciaux, dit Cruveilhier, adhérents à la peau dans toute l'étendue de leur face extérieure, forment en commun un masque mobile, appareil d'expressions, des idées et des passions. » Nous voyons, en effet, dans la face deux groupes de muscles qui correspondent, se combinent, et, cédant l'un à l'autre, concourent au jeu de la physionomie.

L'orbiculaire des paupières, entouré des deux releveurs, des deux zygomatiques, forme ce premier groupe. Le second groupe est composé de l'orbiculaire des lèvres, entouré également des deux releveurs, des deux zygomatiques, puis du carré et du triangulaire du menton. Ce second groupe cédant au premier, s'élève avec lui, dans les passions gaies ; ainsi dans la joie, le rire, le frontal s'élève avec les sourcils ; l'orbiculaire entraîne la joue, et les zygomatiques tirent la commissure des lèvres. Dans les passions tristes, ce mouvement s'exécute dans le sens inverse en suivant la commissure des lèvres qu'abaisse le triangulaire ; le frontal se ride, les sourcils se baissent et se rapprochent, l'œil se couvre et le regard devient sinistre, les dents se serrent avec force et la bouche se contracte et rompt cette ligne gracieuse qui la caractérise dans le repos.

DU TORSE ET DU COU

Nomenclature.

Le Trapèze (26).
Le Sous-Epineux (28).
Le petit Rond (30).
Le grand Rond (32).
Le grand Dorsal (34).

Le grand Dentelé (36).
Le grand Oblique (38).
Les Pectoraux (40).
Le Droit abdominal (42).
Le Sterno-cléido-mastoïdien (44).

DESCRIPTION

(Pl. 8, 9, 10, 23 et 24.)

DU TORSE

Le torse peut se diviser en 3 faces : face postérieure, face latérale, et face antérieure.

I. — FACE POSTÉRIEURE.

La face postérieure se compose du trapèze, du sous-épineux, du petit rond, du grand rond et du grand dorsal.

Du Trapèze.

Le trapèze (26) qui occupe la région élevée du dos est composé de quatre branches bien distinctes. La première en haut s'insère aux vertèbres du cou et s'étend jusqu'à la partie inférieure de la tête. Les deux branches latérales s'avancent sur l'épaule dans le sens du deltoïde; après s'être attachées à l'omoplate, elles s'insèrent au bord postérieur de l'acromion (o) et à une partie de la clavicule (n). La dernière partie descend en pointe vers le milieu du dos où elle s'attache à la dernière vertèbre dorsale.

Ce muscle est un des plus apparents de la région du dos; ses fonctions sont relatives à la tête à laquelle il imprime un mouvement de rotation, et à l'épaule qu'il élève.

Du Sous-Épineux.

Ce muscle (28) est situé dans la fosse sous-épineuse (région de l'omoplate située sous l'arête) : il va s'attacher à l'humérus sous le deltoïde (46); il tend à abaisser le bras en le tirant en arrière avec le petit rond (30).

Du petit Rond.

Petit muscle qui est accolé au bord extérieur du deltoïde.

Du grand Rond.

A côté est le grand rond (32); il s'attache à l'omoplate (o) et à l'os du bras (l'humérus). Il remplit les mêmes fonctions que les deux précédents.

Du grand Dorsal.

Le grand dorsal (34), qui recouvre les reins et les parties latérales du dos, s'attache en bas aux dernières vertèbres lombaires, à la partie postérieure de la crête iliaque (u). Son bord extérieur s'élève en se fixant aux quatre dernières côtes et se termine enfin à l'humérus (p). On voit que son action la plus immédiate a lieu sur le bras qu'il entraîne en arrière et en bas. Lorsque le bras est élevé, le bord saillant de l'aisselle du côté du dos est formé par ce muscle et le grand rond.

Ainsi le dos ne se compose, en quelque sorte, que de deux muscles, le trapèze et le grand dorsal ; tous deux ont une portion inférieure qui se termine en pointe et deux langues latérales qui vont s'attacher au bras ou à l'épaule. Les trois autres muscles moins importants qui sont attachés à l'omoplate, le grand rond, le petit rond et le sous-épineux ont encore des fonctions relatives au bras et à l'épaule ; ils sont placés et attachés dans le sens des deux grands (le trapèze et le grand dorsal).

Tous ces muscles se contractent et se dessinent vigoureusement sur le torse d'un homme qui se tient suspendu par les deux bras.

Il faut remarquer aussi les saillies qu'indiquent les os placés sous ce système : ainsi les apophyses épineuses des vertèbres dorsales et la septième vertèbre cervicale se dessinent sur la ligne médiane du trapèze. L'omoplate qui, par son mouvement de bascule, concourt à l'élèvement et à l'abaissement du bras, fait saillir sur le dos son angle interne, son bord interne et son arête transversale.

II. — FACE LATÉRALE.

La région latérale du torse est composée du grand dentelé et du grand oblique.

Du grand Dentelé.

Le grand dentelé (36) s'étend, du bord interne de l'omoplate où il s'attache, au-devant des neuf ou dix premières côtes à chacune desquelles il s'unit par une languette charnue ; ces languettes forment les digitations que l'on aperçoit des deux côtés au-dessous de la poitrine. Cette partie du torse, quoique peu compliquée, a causé de fréquentes erreurs et a souvent embarrassé les artistes. Il est cependant facile de se rendre compte de sa structure. Les digitations qui se voient à cet endroit se répètent quelquefois sur des sujets puissants ; dans ce cas, ces secondes digitations sont formées par l'entrecroisement des bandelettes charnues du grand oblique (muscle situé au-dessous du grand dentelé) avec les bandelettes du grand dentelé.

Quelquefois une troisième série de digitations est sensible ; celle-ci est produite par la saillie que forme la jonction des cartilages des fausses côtes les unes avec les autres.

Du grand Oblique.

Le grand oblique (38) occupe la partie latérale du tronc. Il se fixe inférieurement à la crête iliaque, sur lequel os son attache aponévrotique forme une sorte de bourrelet et descend jusqu'au pubis. Supérieurement il s'insère aux sept ou huit dernières côtes où ses baudelettes s'entrecroisent avec celles du dentelé. Il est uni au droit abdominal et au grand dorsal par des aponévroses. Il a pour usage d'incliner et de maintenir le tronc ; il lui imprime aussi un léger mouvement de rotation. Il est sensible chez le gladiateur.

III. — FACE ANTÉRIEURE.

La face antérieure du tronc se compose des deux pectoraux et du muscle droit abdominal.

Des Pectoraux.

Les deux pectoraux (40) occupent à peu près en hauteur le tiers du torse.

Le pectoral s'insère au sternum (m) et à la moitié de la clavicule (u), il s'attache encore aux dernières côtes en bas, et de plus, il va se fixer à l'os du bras (l'humérus) par une forte bande charnue contiguë à celle du deltoïde.

Ce muscle est affecté au bras, il l'élève, le porte en dedans et en avant ; enfin il soutient le tronc lorsque le bras est fixé. « C'est lui qui agit dans l'action qui consiste à croiser les avant-bras et à porter la main sur l'épaule opposée ('). »

Ces deux muscles qui sont très apparents chez l'homme sont cependant moins vigoureux qu'on ne pense, et la saillie de leur rebord inférieur est plutôt due à la graisse qu'à l'épaisseur des fibres charnues.

Du droit Abdominal.

Le muscle droit abdominal (42) s'étend des pectoraux au pubis (jonction antérieure des deux iliaques) auquel il s'attache. Il s'insère en haut aux cinquième, sixième et septième côtes ; latéralement ses fibres se confondent avec

(1) Cruveilhier, *Myologie*.

celles du grand oblique. Il est à remarquer que ce muscle
est coupé horizontalement par une certaine quantité de
divisions qui ne sont pas toujours constantes; le plus
ordinairement on en compte trois, deux au-dessus de
l'ombilic, et une dernière plus en dessous, plus grande que
les autres. Une ligne perpendiculaire divise encore ce
muscle par le milieu; mais elle est moins sensible que les
lignes des intersections transversales. L'usage de ce muscle est de maintenir le tronc dans la rectitude par sa contraction; il abaisse la partie supérieure du tronc, il fléchit
la colonne vertébrale.

Le torse du *Laocoön* offre un exemple remarquable des
intersections et du mouvement de ce muscle.

DU COU

Les muscles superficiels du cou sont peu nombreux; les
plus apparents sont les sterno-cleïdo-mastoïdiens (44) les
seuls dont nous ayons à nous occuper ici, les autres faisant
partie des couches profondes.

Des Sterno-cleïdo-mastoïdiens.

Situés à la partie antérieure, tendus comme une corde,
ils attachent fortement la tête au tronc. Ils s'insèrent inférieurement au sternum et aux clavicules, et supérieurement à une saillie du temporal (e) (derrière l'oreille). Ces
muscles inclinent la tête et lui impriment un mouvement
de rotation étendu. Entre ces deux muscles, les cartilages
du larynx forment au milieu du cou cette saillie que l'on
appelle vulgairement la pomme d'Adam, saillie au-dessous
de laquelle se trouve une excavation triangulaire, dont la
pointe répond à l'extrémité supérieure du sternum, la base
à la pomme d'Adam, et dont les deux autres côtés sont for-
més par les muscles qui nous occupent; cette excavation
est d'autant plus prononcée qu'on la considère chez les
personnes maigres et toujours plus considérable chez
l'homme que chez la femme.

Postérieurement le cou n'est absolument formé que du
prolongement du trapèze (26); entre ce muscle et le sterno-
cleïdo-mastoïdien on en aperçoit deux autres qui appartiennent à la couche profonde (le splénius et les deux
scalènes).

DU BRAS

Nomenclature.

Le Deltoïde (46).
Le Biceps (48).

Le Brachial antérieur (50).
Le Triceps (52).

DESCRIPTION

(Pl. 11.)

Du Deltoïde.

Le deltoïde (46) est un des muscles les plus apparents du bras; il s'étend de la moitié externe de la clavicule, de l'acromion (éminence supérieure de l'omoplate) (o) et de l'épine de l'omoplate,à la partie moyenne de l'humérus (p). Il forme complètement l'épaule et se trouve antérieurement contigu au pectoral et postérieurement au trapèze. Ce muscle élève le bras et lui fait exécuter un mouvement de rotation en dedans et en dehors. On le distingue aisément sur toutes les figures.

Du Biceps.

Le biceps (48) (à deux têtes) est situé antérieurement il s'attache en haut,d'une part, au sommet de la cavité glénoïde (où s'articule l'humérus), et, de l'autre, à l'apophyse coracoïde (tubérosité de l'omoplate à l'épaule). L'extrémité inférieure va se fixer au radius (r) ; c'est un des agents principaux dans la flexion de l'avant-bras sur le bras ; sa contraction amène à l'avant-bras une saillie d'autant plus remarquable qu'on l'examine chez des individus qui ont l'habitude de soulever de lourds fardeaux.

Du Brachial antérieur.

Le brachial antérieur (50) est le moins important des muscles du bras. Il est presque entièrement recouvert par le biceps, il s'étend de l'humérus (p) au cubitus (q); ses fonctions sont les mêmes que celles du biceps.

Du Triceps.

Ce muscle (52) s'étend de la tête de l'humérus et de l'omoplate à la tête du cubitus (q) (au coude). Le triceps, large et épais, a son extrémité supérieure divisée en trois parties; il forme à lui seul la partie postérieure du bras. Il étend l'avant-bras sur le bras.

DE L'AVANT-BRAS

Nomenclature.

Le long Supinateur (54).
Le rond Pronateur (56).
Le grand Palmaire (58).
Le Cubital antérieur (60).
Le Cubital postérieur (62).

L'Extenseur commun des doigts (64).
Les Radiaux externes (66).
Les Extenseurs du pouce (68).
Ligament annulaire du carpe (70).

DESCRIPTION

(Pl. 12, 13 et 14.)

Du long Supinateur.

Il s'étend de l'humérus (p) à la partie inférieure du radius (r), où il se termine par un tendon. Il est situé, conséquemment, du côté du pouce. Sa partie supérieure est la plus charnue. Il fléchit l'avant-bras sur le bras.

Du rond Pronateur.

Situé à côté du précédent, ce muscle (56) s'étend de l'extrémité inférieure de l'humérus au radius, autour duquel il s'enroule. On voit qu'il est agent actif dans les mouvements de rotation en même temps que le fléchisseur de l'avant-bras. Dans l'écartement compris entre ce muscle et le long supinateur, vient aboutir l'attache inférieure du biceps sur le radius.

Du grand Palmaire.

Ce muscle (58) forme en quelque sorte le pendant du long supinateur, à côté duquel il est placé. Sa forme est semblable. Il s'attache supérieurement à l'humérus et inférieurement aux os du carpe (s); il fléchit la main sur l'avant-bras.

A côté est un petit muscle (le palmaire grêle) dont les attaches et les fonctions sont les mêmes; tous deux se terminent inférieurement par deux cordes tendineuses qui se dessinent avec vigueur lorsque l'on serre fortement la main.

Du Cubital antérieur.

Ce muscle (60) s'étend de l'humérus au carpe, il correspond au cubitus (q) et occupe toute la partie latérale externe du bras. Ses usages sont les mêmes que ceux du grand palmaire.

Du Cubital postérieur.

Situé tout à fait à la partie postérieure (62), il s'étend de l'humérus au dernier os du métacarpe (s') ; il étend la main et fléchit l'avant-bras sur le bras.

De l'Extenseur commun des doigts.

L'extenseur commun des doigts (64) se fixe à la tête de l'humérus et se partage en quatre tendons, en passant sous le ligament annulaire du carpe (70) pour aller se fixer aux phalanges des doigts. Entre ce muscle et le cubital postérieur est un petit muscle (l'extenseur propre du petit doigt) qui, ainsi que ce dernier, projette un tendon aux deux dernières phalanges du petit doigt.

Ces deux muscles étendent les phalanges des doigts les unes sur les autres et fléchissent la main sur l'avant-bras.

Des Radiaux externes.

Entre l'extenseur des doigts et le long supinateur sont placés deux muscles (66) qui s'attachent supérieurement à l'humérus et inférieurement aux os du métacarpe. Ils sont légèrement obliques en dedans et placés sur le radius (r). Ces muscles sont le premier et le deuxième radial externe, leur usage est relatif aux mouvements d'extension et de rotation de la main.

Des Extenseurs du pouce.

Un groupe de trois petits muscles (68) situé au-dessous des précédents, et que nous appellerons extenseurs du pouce, termine le système musculaire de l'avant-bras Ils s'attachent tous trois à la fois au radius et au cubitus

et se terminent à la dernière phalange du pouce ; ils l'étendent et aident aussi à faire tourner la main en dehors.

L'avant-bras est, en résumé, composé des muscles sui-
vants : pour la région antérieure, deux masses charnues
distinctes, le *long* supinateur ; en regard, le groupe du
rond pronateur et des deux palmaires ; latéralement, le
cubital antérieur ; postérieurement, le cubital postérieur,
l'extenseur commun des doigts ; pour la région latérale externe, les deux radiaux et les extenseurs du pouce. Tous les
tendons inférieurs de ces muscles sont enveloppés et main-
tenus dans une gaîne fibreuse, le ligament annulaire du
carpe, qui harmonise et facilite l'ensemble des mouvements.

Au milieu de ce système musculaire assez compliqué,
on distingue les saillies des os qui les soutiennent ; ainsi
la protubérance du coude est formée par l'extrémité
supérieure du cubitus (q) ; de chaque côté, deux autres
éminences sont sensibles : ce sont les têtes ou poulies de
l'humérus (p). Au poignet on distingue aisément la tête du
cubitus qui répond au petit doigt et la tête du radius sur
laquelle s'articule la presque totalité du carpe.

DE LA MAIN

(Pl. 15.)

La main, sous le rapport musculaire, est moins remarquable que sous le rapport des os et des tendons.

A la région palmaire (paume) on distingue deux éminences, l'une qui répond au pouce, l'éminence thénar,
composée de quatre petits muscles qui font fonctionner le
pouce ; la seconde, éminence hypothénar, composée aussi
d'un groupe de petits muscles dont l'usage est relatif au
petit doigt.

La région du dos offre plus d'intérêt ; ainsi les trois tendons du long extenseur commun des doigts et celui de
l'extenseur propre du petit doigt sont très sensibles, et le
mouvement continuel des doigts les met en évidence. On
remarque surtout deux cordes tendineuses qui appartiennent au pouce et que le moindre mouvement fait saillir
avec vigueur : cés deux tendons sont les attaches des extenseurs du pouce (68) dont nous avons parlé plus haut.

La petite masse charnue qui se trouve entre le pouce et l'index est formée par un petit muscle (premier inter-osseux dorsal) qui se répète entre les os du métacarpe. Les tendons qui meuvent les phalanges des doigts sont insensibles pour l'œil. « La main, beaucoup plus large et plus mince que les parties précédentes du membre supérieur, est un chef-d'œuvre de mécanique (¹). Elle termine de la manière la plus heureuse ce long appendice placé au sommet du tronc pour veiller à ses besoins et à sa conservation. »

DE LA CUISSE

Nomenclature.

Le Droit antérieur (72).
Le Vaste interne (74).
Le Vaste externe (76).
Le Tenseur de l'aponévrose (78).
Le Couturier (80).
Le Droit interne (82).

Le groupe des Adducteurs (84)
Le Demi-Tendineux (86).
Le Biceps fémoral (88).
Le grand Fessier (90).
Le moyen Fessier (92).

DESCRIPTION

(Pl. 16, 17 et 18.)

Du Droit antérieur.

Le droit antérieur (72) occupe toute la hauteur de la cuisse, il s'attache à l'épine iliaque antérieure et inférieure (un peu au-dessous de la hanche), et en bas il s'insère à la rotule (w). Il étend la jambe sur la cuisse et concourt en même temps à maintenir l'équilibre du tronc.

Du Vaste interne.

On désigne sous le nom de vaste interne (74) et de vaste externe (76) un seul muscle dont la face médiane est en partie cachée sous le précédent (le droit antérieur). On distingue seulement ses deux portions latérales. Il s'étend

(1) Gerdy, *Anatomie des formes extérieures.*

du grand trochanter (¹) à la rotule et à l'extrémité du tibia (x) où il se fixe avec le droit antérieur (72) par un tendon commun.

La portion interne ou vaste interne, située au-déssus de la rotule, est encadrée entre le droit antérieur et le couturier (80); elle se dessine avec énergie dans la contraction musculaire lorsque la jambe est tendue et qu'elle soutient seule le poids du corps ; c'est le muscle le plus apparent de la région antérieure de la cuisse.

Du Vaste externe.

La seconde portion ou vaste externe (76) s'étend sur le côté de la cuisse aussi haut que le droit antérieur à côté duquel il est placé. L'usage de ce large muscle est d'étendre la jambe sur la cuisse.

Du Tenseur de l'aponévrose crurale.

Ce muscle (78) est situé à la partie supérieure de la cuisse, il s'étend de la crête iliaque à l'extrémité supérieure du vaste externe, où il tend l'aponévrose qui recouvre une grande partie de ce muscle. La saillie du tenseur dessine une ligne courbe assez sensible au sommet de la cuisse.

Du Couturier.

Ce muscle (80) long et mince s'étend de la crête iliaque (u), à la partie interne et supérieure du tibia (x), en descendant obliquement. Il fait tourner la jambe en dedans et la fléchit sur la cuisse. Il est le principal agent de la position que prennent les tailleurs quand ils travaillent les jambes entrecroisées.

« Son effet est évident sur la jambe gauche du *Laocoon.*
« C'est là que l'on remarque que ce muscle exerce en vain
« toute sa puissance pour rapprocher le membre du corps
« et le soustraire au serpent qui le tient éloigné par ses
» plis tortueux (2). »

(1) Le grand trochanter, nous l'avons dit, est une forte éminence située à la partie superieure du fémur, au-dessous du col.

(2) Salvage, *Anatomie du gladiateur.*

Du Droit interne.

Le droit interne (82) offre des rapports avec le couturier par sa forme et son usage. En effet, il s'attache
supérieurement au pubis (portion antérieure et supérieure
des iliaques). Inférieurement son tendon va avec celui du
couturier s'attacher à la tête du tibia (x). Il fléchit la
jambe et la tourne en dedans. Ce muscle forme la partie
interne et latérale de la jambe.

Groupe des Adducteurs.

Pour compléter la région antérieure de la cuisse, il
reste à parler d'un groupe de muscles (84), situé à la partie
supérieure entre le couturier et le droit interne. Ce groupe
est composé du psoas-iliaque, du pectiné et des deux
adducteurs; ils s'attachent tous à l'iliaque et au fémur.
Le psoas-iliaque est le plus court, et le dernier adducteur
le plus long.

Leur fonction est de fléchir la cuisse et de lui imprimer
un mouvement de rotation qui la porte en dedans. Ces
muscles sont peu sensibles, ils appartiennent en quelque
sorte à la couche profonde, et les deux muscles voisins
(le droit interne et le couturier) accusent par leur saillie
chez les sujets maigres une dépression à la place qu'occupent ces quatre muscles.

Nous arrivons à la région postérieure de la cuisse, laquelle est composée du demi-tendineux (86), du biceps
fémoral (88), du grand fessier (90) et du moyen fessier (92).

Du Demi-Tendineux.

Le demi tendineux (86) s'étend de la partie inférieure de
l'iliaque (au-dessous de la fosse cotyloïde) à la tête du
tibia (x) où il va s'attacher avec les tendons du couturier
et du droit interne. Un second muscle placé au-dessous le
déborde inférieurement et concourt aussi à la forme de la
cuisse ; il faut le regarder ici comme une continuation ou
une portion du demi-tendineux.

Du Biceps fémoral.

Le biceps (88), placé à côté du précédent, est à peu près

de la même forme que lui ; son attache supérieure est la même.

Inférieurement il se fixe à l'extrémité supérieure du péroné (y). Ces muscles fléchissent la jambe et portent la cuisse en arrière. Ces deux bandes charnues descendant d'un même point pour se séparer inférieurement et s'avancer en tournant à la partie antérieure de la jambe sont avec le grand fessier les seules parties qui dessinent la région postérieure de la cuisse.

Du grand Fessier.

Le grand fessier (90), qui termine postérieurement le tronc et commence la cuisse, offre une masse charnue, saillante et vigoureuse ; il s'attache supérieurement à la crête iliaque (u), à la partie médiane au sacrum (t), et latéralement au fémur (v) (au-dessous du grand trochanter). Une aponévrose confond ses fibres avec celui du vaste externe. Ce muscle qui sert de transition entre la cuisse et le tronc, maintient par sa puissance ce dernier dans sa rectitude ; il se dessine vigoureusement à cause de son action constante dans la station sur les deux pieds. Ainsi lorsque l'on est assis, ce muscle cessant d'agir se dissimule et semble se confondre avec les autres. Il étend encore la cuisse, la porte en arrière et en dehors.

Du moyen Fessier.

Il existe un second muscle beaucoup plus petit qui est en quelque sorte son complément, c'est le moyen fessier (92). Il s'étend de la crête iliaque au grand trochanter; on voit qu'il est situé latéralement. Une grande partie de sa face externe est recouverte par le grand fessier, cependant il apparaît au-dessus de ce dernier entre la crête iliaque et le grand trochanter, deux points auxquels il se fixe.

On remarque dans cette région une saillie formée par le grand trochanter et, immédiatement derrière, un peu au-dessous, un enfoncement très marqué surtout dans la contraction musculaire : c'est là qu'aboutissent les fibres charnues qui attachent le grand et le moyen fessier au grand trochanter.

Ainsi la cuisse se compose de onze muscles : antérieurement le droit antérieur, le vaste interne et le vaste externe;

en haut sur le côté, le tenseur de l'aponévrose, un grand
transversal, le couturier, un à la partie interne, le droit
interne, entre les deux le groupe des adducteurs ; postérieurement le grand et le moyen fessier, le moyen est tout
à fait latéral ; au-dessous du grand fessier deux muscles
puissants, le demi-tendineux et le biceps fémoral : Géné-
ralement tous ces muscles sont sensibles sous la peau ;
ainsi dans le gladiateur on distingue aisément sur les deux
cuisses le vaste interne ; le tenseur de l'aponévrose est
très visible sur la jambe droite ; on distingue également
les droits antérieurs et les droits internes, et la saillie du
grand trochanter se manifeste vigoureusement sur les deux
cuisses.

DU GENOU

(Pl. 5, 16, 17 et 23.)

Le genou est formé par la rotule (w) appliquée au-devant des condyles du fémur (v) entre la tête de cet os et
celle du tibia (x) ; sa forme, nous l'avons déjà dit, est celle
d'un triangle à base supérieure, elle développe par elle-
même une saillie assez visible ; mais on distingue d'autres
éminences. La plus apparente au-dessous est celle formée
par la tubérosité antérieure (x) ; cette saillie est encore
renforcée du tendon des muscles de la cuisse, qui passe
sur la rotule et va s'attacher à cette tubérosité antérieure.
De plus, la rotule est enveloppée inférieurement d'une
couche de graisse qui semble se modeler autour d'elle, et
qui, avec l'éminence du tibia, répète ses contours.
Enfin de chaque côté de la rotule on distingue les condyles du fémur qui reposent sur la large tête du tibia et
qui dessinent ainsi latéralement deux éminences légèrement interrompues dans leur milieu. Telle est la charpente
la plus simple du genou, qui, par les détails et la mobilité
de ses formes, offre quelquefois des difficultés.

DE LA JAMBE
Nomenclature

(94) le Jambier antérieur.   (98) le Long Péronier latéral.
(96) le Long Extenseur commun   (100) les Jumeaux.
  des orteils.   (102) le Soléaire.

DESCRIPTION
(Pl. 19, 20 et 21.)

Du Jambier antérieur.

Le jambier antérieur (94) s'attache en haut à l'extrémité pu tibia (x) et descend obliquement en côtoyant cet os dont il laisse la partie interne à découvert et va s'attacher inférieurement au tarse (z). Ce muscle est assez sensible, il a pour usage de fléchir le pied sur la jambe.

Du long Extenseur commun des orteils.

Muscle long et mince (96) qui s'étend du péroné à l'extrémité inférieure du tibia (x) en passant sous le ligament annulaire du tarse (z) ; il se divise en quatre tendons qui vont s'attacher aux phalanges des orteils : il fléchit les orteils sur le métatarse (z') et le pied sur la jambe.

Du long Péronier latéral.

Situé à la région externe de la jambe (98), il s'étend de l'extrémité supérieure du péroné au dernier os du métatarse (z') auquel il s'insère au moyen d'un long tendon qui passe derrière la malléole externe (y). On aperçoit à la partie inférieure un autre muscle (le court péronier latéral) dont le tendon passe également derrière la malléole externe pour se fixer au métatarse. Le long péronier a pour usage d'étendre le pied sur la jambe en le contournant légèrement en dehors. « Son usage est vivement accusé sur la jambe gauche du gladiateur au moyen d'une courbe que décrit toute sa partie charnue (¹). »

La partie postérieure est composée de deux muscles très simples, le soléaire (102) et le groupe des jumeaux.

Des Jumeaux.

On peut regarder ces derniers comme un seul muscle

______
(1) Salvage, *Anatomie du gladiateur.*

coupé en deux. Ils se divisent naturellement en jumeau interne et externe; ils s'attachent tous deux supérieure‑ ment aux condyles du fémur (v) où les deux masses char‑ nues, en se séparant, forment le creux du jarret; leur ex‑ trémité inférieure se confond au moyen d'une aponévrose avec le soléaire (placé au-dessous), tandis que chacun de leur tendon descend s'attacher au calcanéum (os du ta‑ lon). Ces deux muscles larges et puissants dessinent le mollet; par leur contraction ils fléchissent la jambe sur la cuisse.

Du Soléaire.

Ce muscle (102) s'étend dela tête du tibia (x) et du pé‑ roné (y) au calcanéum où il s'attache par un fort tendon (le tendon d'Achille). Il est recouvert dans toute sa moitié supérieure par les jumeaux; son action est congénère de celle de ces derniers.

Entre le tibia et le soléaire, à la région interne infé‑ rieure, on distingue au-dessus de la malléole interne (x) un petit muscle (long fléchisseur commun des orteils). Il appartient à la région interne, et ses fonctions sont rela‑ tives aux orteils.

La région inférieure de la jambe offre une disposition semblable à celle du poignet; elle est enveloppée d'une membrane fibreuse, le ligament annulaire du tarse, sorte de gaîne sous laquelle passent la plupart des muscles an‑ térieurs de la jambe, et qui a pour usage de maintenir et de généraliser leurs mouvements.

DU PIED

(Pl. 19, 20, 21, 22.)

Le pied qui constitue la base de la jambe n'offre pas de muscles superficiels très apparents. La région plantaire destinée à s'appliquer sur le sol est recouverte d'une cou‑ che de graisse et d'une peau épaisse qui ne laissent voir de sa forme que la protubérance du calcanéum, et le creux que forme l'évasion des os du métatarse (z') à la partie interne (celle qui répond au gros orteil).

La région supérieure est sillonnée dans sa longueur par les quatre tendons de l'extenseur commun des orteils (104).

lesquels s'attachent aux dernières phalanges des orteils.
On distingue un cinquième tendon, celui du long extenseur du gros orteil. Ce muscle qui s'attache au péroné (y)
ne laisse voir que son tendon qui apparaît un peu au-dessus
du ligament annulaire du tarse; il s'enfonce dessous et va
s'attacher à la dernière phalange du gros orteil. Ces tendons, dans l'exercice de leurs fonctions lorsqu'ils étendent
et redressent les orteils, se dessinent très vigoureusement
même sous ce ligament qui les enveloppe au-dessus du
pied. Avant d'atteindre à la première phalange des orteils,
ils sont recouverts et rattachés entre eux par un second ligament semblable à celui du tarse. Ainsi sur le pied gauche du gladiateur ces tendons forment chacun une saillie
un peu au-dessous de cette enveloppe. La plante du pied
est également garnie de cinq tendons, qui effectuent le
mouvement inverse, c'est-à-dire qu'ils fléchissent les orteils; mais comme nous l'avons dit, ils sont à peine sensibles.

Le pied est disposé d'une manière admirable pour la
marche et la station. Le talon et les os du métatarse offrent
une base large et commode pour la station; la conca-
vité de cette dernière partie à la région interne et la mobilité des cinq orteils lui permettent de s'adapter assez
exactement aux inégalités du sol. Moins élégant que la
main, le pied annonce dans ses formes plus de force et
de résistance. Quand on pense aux fonctions que remplit
cette partie du corps, dans la course, le saut, la danse, la
lutte, on est étonné de la simplicité de son mécanisme pour
tant de mouvements compliqués, et l'on reconnaît dans
cette admirable base du corps de l'homme la sagesse
divine qui a présidé à la création de l'édifice entier.

PROPORTIONS DU CORPS

Vouloir donner des mesures partielles des diverses parties du corps, assigner à telle ou telle région une grandeur ou demi-grandeur de nez sont des règles et des opérations incompatibles avec l'art ; cependant des principes généraux et simples sont possibles.

D'après les idées les plus générales, on divise le corps en huit parties égales ; cette unité de mesure, cette huitième partie est la tête ; on partage donc le corps en huit têtes, il est évident qu'une grande quantité de sujets donneront neuf, dix et même onze têtes, d'autres moins de sept ; mais cette proportion de huit est un terme moyen.

Cette division s'opère ainsi : la première partie qui comprend la tête, s'arrête à la base du menton, la seconde s'arrête aux mamelons, la troisième se termine au-dessous du nombril et la quatrième juste au pénil, aux parties sexuelles ; ce qui forme la première moitié du corps, la cinquième s'arrête un peu plus bas que le milieu de la cuisse, la sixième coupe le ligament rotulien, la septième correspond un peu au-dessous de l'attache des jumeaux, et la dernière termine le pied.

Ce qui est assez remarquable, c'est que dans toutes les figures de quelque proportion qu'elles soient, la somme des deux bras étendus horizontalement est égale à la hauteur du corps. Le bras se divise donc en quatre parties égales : la première commence au milieu des pectoraux et se termine un peu avant l'attache du deltoïde, la deuxième s'arrête juste à la saignée, la troisième presque au poignet et la quatrième à l'extrémité du médius.

D'après ces grandes divisions le bras est la moitié du corps ; le tronc y compris la tête est aussi égal à la moitié du corps ; on voit que la jambe qui commence à la crête iliaque en forme plus de la moitié.

Voici maintenant des rapports plus petits. Nous divisons la tête simplement en quatre parties égales : la première, en haut, comprend le crâne, la deuxième le front, la troisième le nez, la quatrième la bouche et le menton ; ces divisions qui sont celles de la nature deviennent par cela même faciles à retenir.

Si on considère les extrémités, nous voyons que le pied est égal en longueur à la tête ; la main, plus petite, est égale à la face seulement. Nous pensons que, poussées plus loin, ces règles de proportion, ne conservant plus les mêmes rapports, deviendraient inutiles et embarrassantes.

On observe les mêmes proportions chez la femme, toutefois une constitution différente la distingue ; chez elle tout est grâce et finesse, les contours de ses membres sont doux et coulants ; les muscles chez l'homme sont durement accusés ; chez elle, au contraire, la puissance disparaît et la beauté brille dans toute sa perfection ; la poitrine plus étroite est ornée de deux seins élégamment arrondis, le torse plus long que chez l'homme s'élargit insensiblement à sa base. Les membres inférieurs sont conséquemment plus courts et légèrement inclinés en dedans à la région du genou ; enfin les pieds sont plus petits et plus rapprochés. Cette disposition particulière tient d'abord aux clavicules qui ont un peu moins d'étendue que chez l'homme et qui, resserrant antérieurement les épaules, rendent la poitrine beaucoup plus étroite que le bassin ; de plus cette dernière partie est plus évasée et moins profonde, l'arcade du pubis a plus de largeur et les crêtes iliaques donnent aux hanches plus d'extension. A cette région les cavités articulaires (les fosses cotyloïdes) qui reçoivent la cuisse étant plus écartées et plus superficielles, il en résulte le rapprochement inférieur des genoux ; ce qui est une grâce de plus chez la femme.

Quant aux détails de l'action musculaire, il est difficile de donner là-dessus des règles très positives. Le mouvement seul, étudié sur la nature, peut en donner une idée juste. On sait que dans leur action, la masse des fibres charnues remontant vers leur attache fait éprouver un mouvement et un déplacement marqués au muscle qu'elle compose, et que dans le repos, sa forme se dissimule et se perd souvent entièrement.

Quelle règle donner pour l'expression du sentiment sur le visage ? Il n'y a pas de maître à cet égard, si ce n'est la nature. En effet, quel moyen assigner pour rendre telle finesse d'expression dans une passion quelconque ? Ici la science s'arrête, les moyens sont insuffisants, il faut laisser ce soin à l'œil curieux du physiologiste et de l'artiste éclairé.

« Soyez observateur, dit Diderot; cherchez les scènes populaires, c'est là en effet que vous trouverez du mouvement, des visages et des airs variés; les modèles ne manquent pas; tout homme a son caractère, son type, tout visage est apte à retracer les émotions intérieures. »

Quand nous avons dit, dans les détails anatomiques de cet ouvrage, que certain muscle de la face était affecté à certaine passion, ceci est vrai et ceci a été répété : mais vouloir saisir au milieu de cet appareil compliqué les combinaisons et les rapports multipliés qui existent, cela échappe encore à l'homme. « N'y a-t-il pas, dit Gerdy, le rire de la folie ! »

Nous le répétons, c'est dans la nature même qu'il faut chercher les jeux étonnants, les scènes variées qui se passent sur notre physionomie; c'est là seulement qu'il fauts'en pénétrer et qu'il faut les copier avec le secours des premiers indices que nous connaissons. C'est là qu'ont été puisés le style et la verve comique d'Hogarth, l'élégance de Callot, la couleur de Rembrandt et la poésie de Raphaël; c'est encore avec le secours de ce modèle inépuisable qu'ont été créées les pages à jamais immortelles des Poussin, des Lesueur, des David et des Vernet.

FIN

TABLE DES OS

LA TÊTE

(a) l'Occipital.
(b) les Pariétaux.
(c) les Temporaux.
(d) le Frontal.
(e) le Nasal.

(f) le Sphénoïde.
(g) le Malaire.
(h) le Maxillaire supérieur.
(i) le Maxillaire inférieur.
(j) les Dents.

LE TORSE

(k) la Colonne vertébrale.
(k¹) les Vertèbres cervicales.
(k²) les Vertèbres dorsales.
(k³) les Vertèbres lombaires.

(l) les Côtes.
(m) le Sternum.
(n) les Clavicules.
(o) l'Omoplate.

LE BRAS

(p) l'Humérus.
(q) le Cubitus.

(r) le Radius.

LA MAIN

(s) le Carpe.
(s¹) le Métacarpe.

(s²) les Doigts.

LE BASSIN

(t) le Sacrum.
(t¹) le Coccyx.

(u) les os Iliaques ou Coxaux.

LA CUISSE

(v) le Fémur.

(w) la Rotule.

LA JAMBE

(x) le Tibia.
(y) le Péron
(z) le Tarse.

(z¹) le Métatarse.
(z²) les Orteils.

TABLE DES MUSCLES

LA TÊTE

(2) l'Occipital.
(4) le Frontal.
(6) le Pyramidal.
(8) l'Orbiculaire des paupières.
(10) l'Elévateur commun de l'aile du nez et de la lèvre supérieure.
(12) l'Elévateur propre de la lèvre supérieure.

(14) le Grand Zygomatique.
(16) le petit Zygomatique.
(18) l'Orbiculaire des lèvres.
(20) le Carré du menton.
(22) le Triangulaire du menton.
(24) le Masséter.

LE TORSE

(26) le Trapèze.
(28) le Sous-Epineux.
(30) le Petit Rond.
(32) le Grand Rond
(34) le Grand Dorsal.

(36) le Grand Dentelé.
(38) le Grand Oblique.
(40) les Pectoraux.
(42) le Droit abdominal.
(44) les Sterno-Cleïdo-Mastoïdiens.

LE BRAS

(46) le Deltoïde.
(48) le Biceps.

(50) le Brachial antérieur.
(52) le Triceps.

L'AVANT-BRAS

(54) le Long Supinateur.
(56) le Rond Pronateur.
(58) le Grand Palmaire.

(60) le Cubital antérieur.
(62) le Cubital postérieur.
(64) l'Extenseur commun.
(66) les Radiaux externes.

LA MAIN

(68) les Extenseurs du pouce

(70) Tendons de l'Extenseur commun des doigts.—

LA CUISSE

(72) le Droit antérieur.
(74) le Vaste interne.
(76) le Vaste externe.
(78) le Tenseur de l'aponévrose.
(80) le Couturier.
(82) le Droit interne.

(84) le Groupe des Adducteurs
(86) le Demi-Tendineux.
(88) le Biceps fémoral.
(90) le Grand Fessier.
(92) le Moyen Fessier.

LA JAMBE

Le Jambier antérieur (94).
Le long Extenseur -commun des orteils (96).

Le long Péronier latéral (9
Les Jumeaux (100).
Le Soléaire (102).

LE PIED

(104) Tendons du Long Extenseur commun des orteils.

FIN

Paris.— Imp. du Sentier (A. ÉLOY, directeur), 14, rue des Jeûneurs.

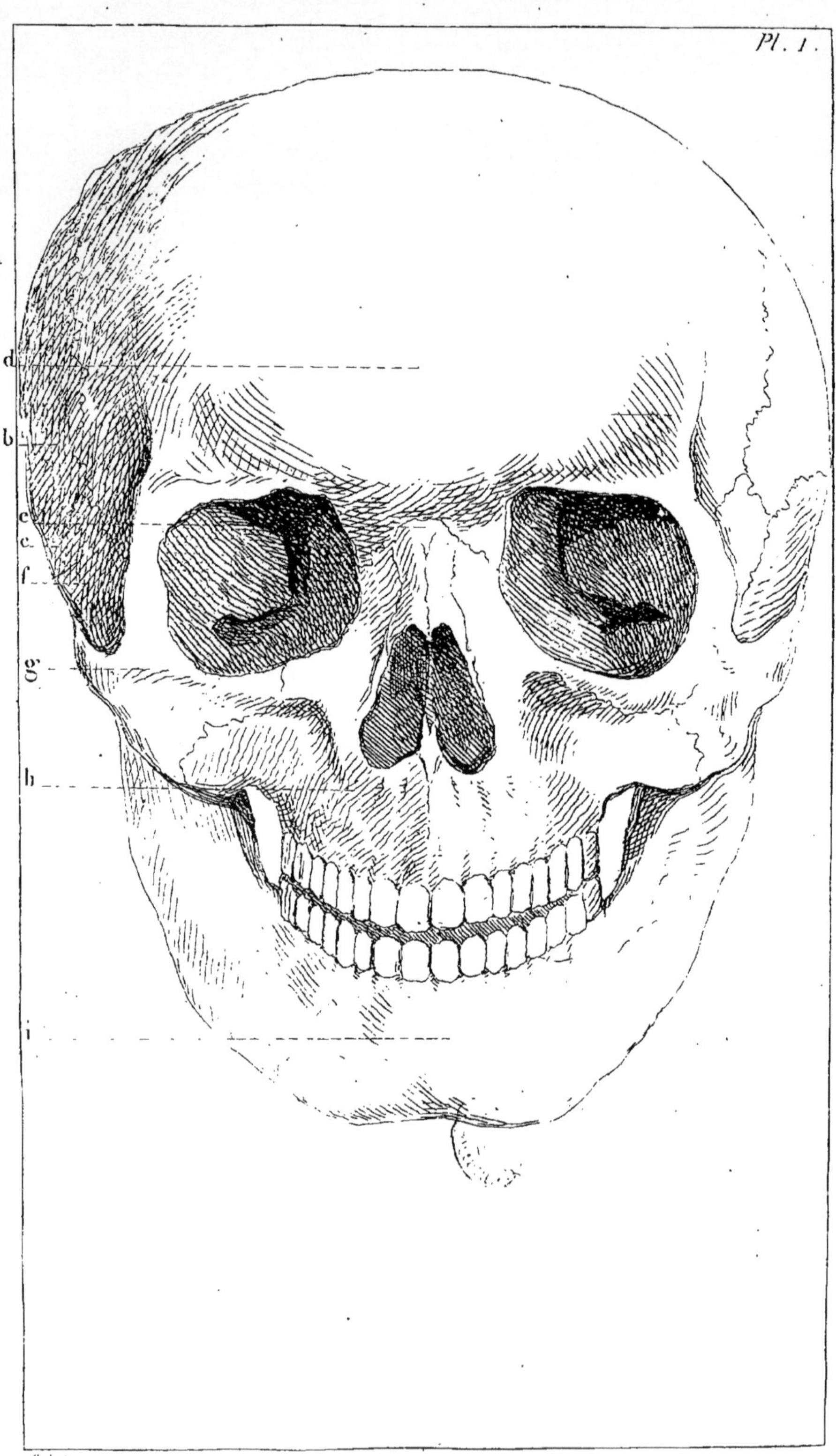
Pl. 1.
d
b
e
c
f
g
h
i

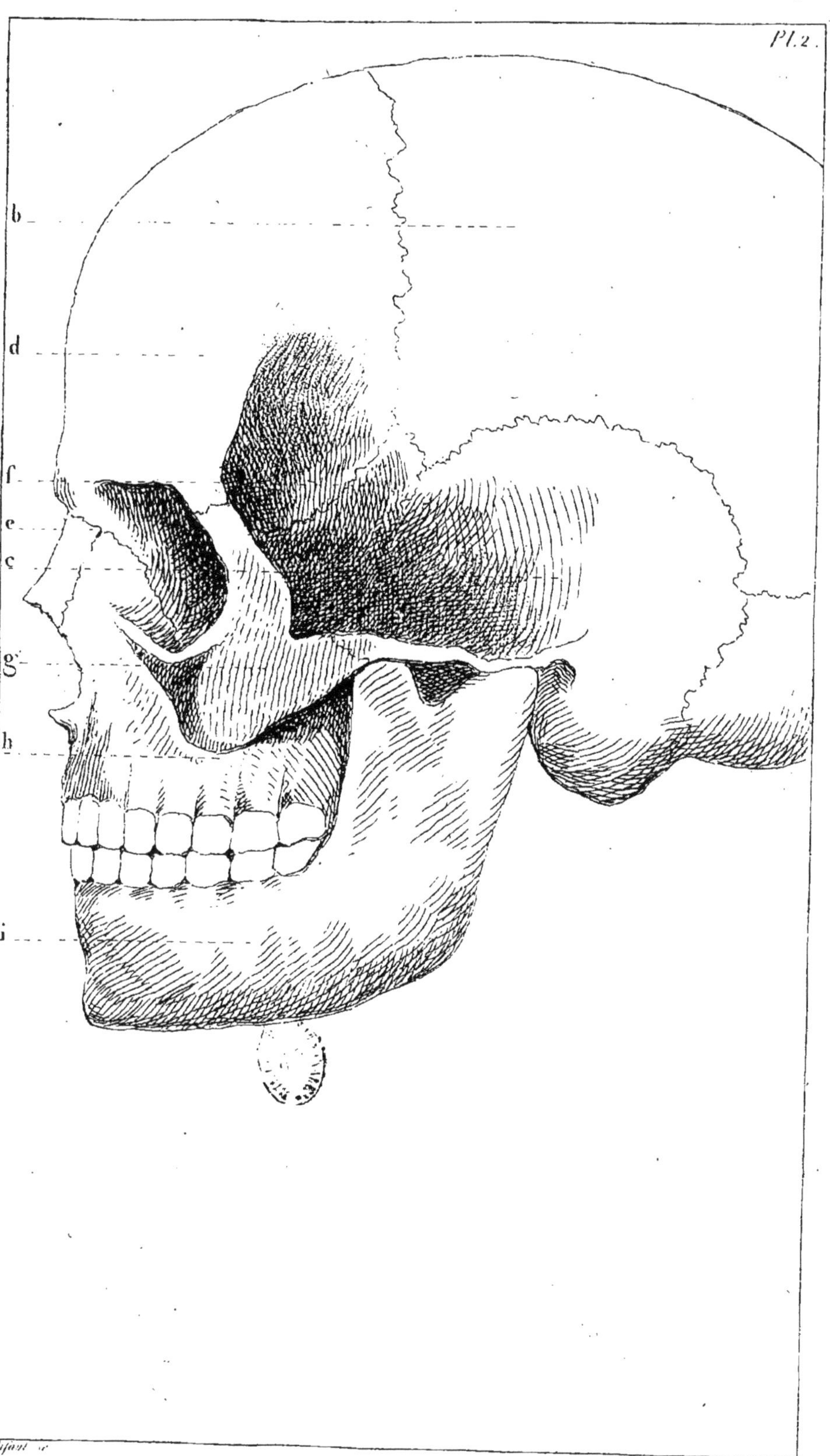

Pl.2
b
d
f
e
c
g
h
i

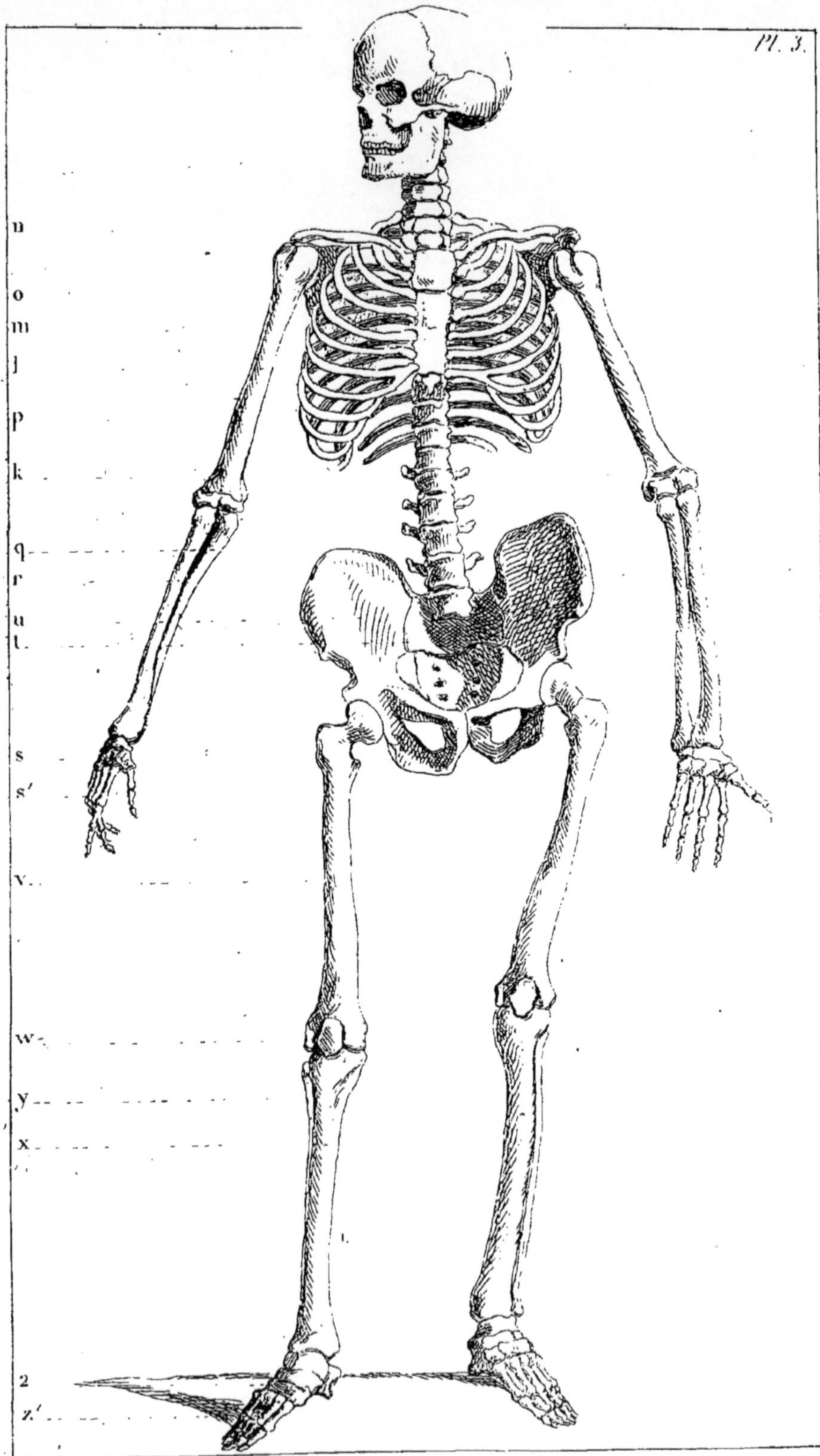
n
o
m
j
p
k
q
r
u
t
s
s'
v
w
y
x
z
z'
Thibault sc.

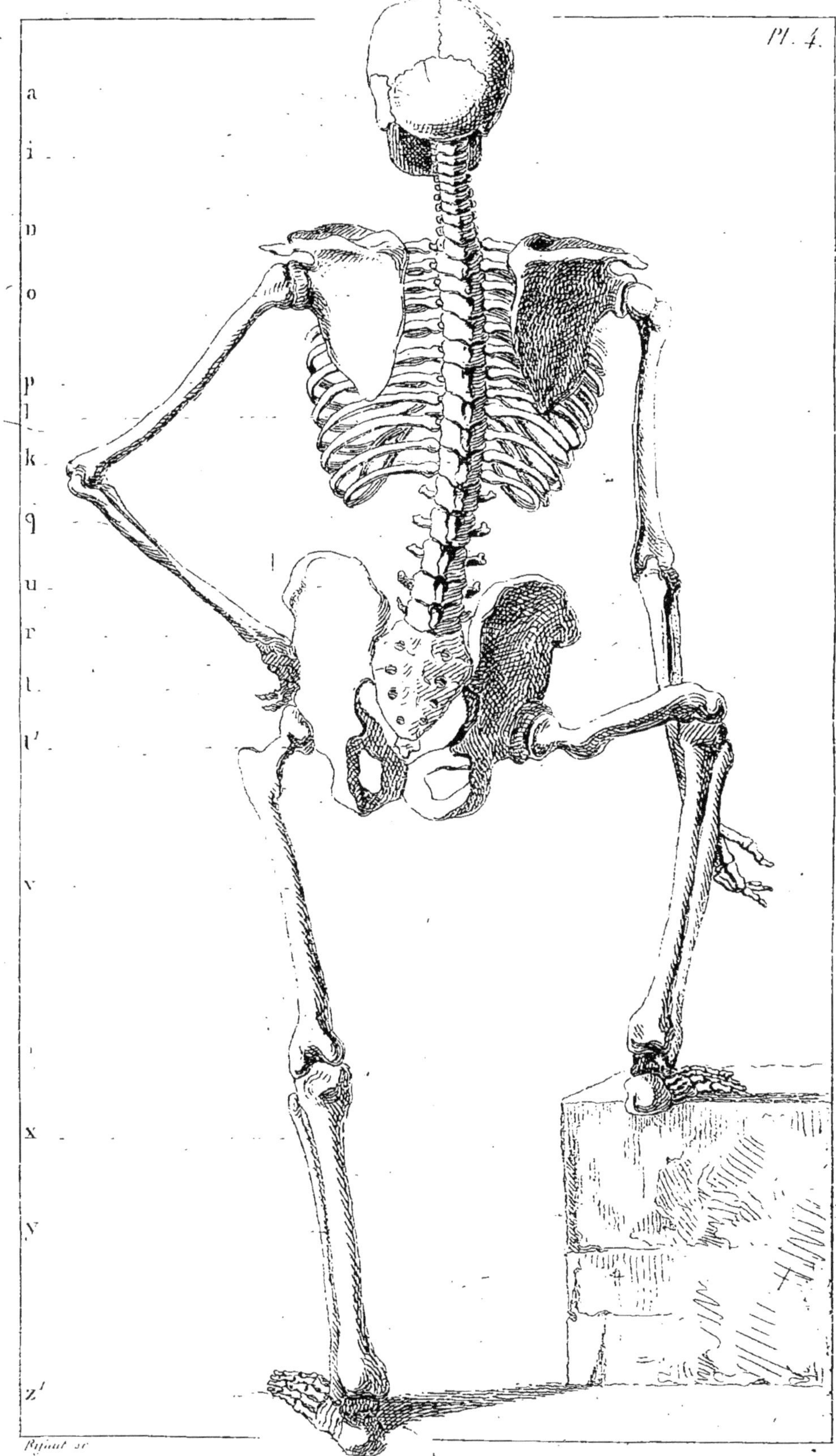

Pl. 4.
a
i
n
o
p
k
q
u
r
l
l'
v
x
v
z'
Rifaut sc

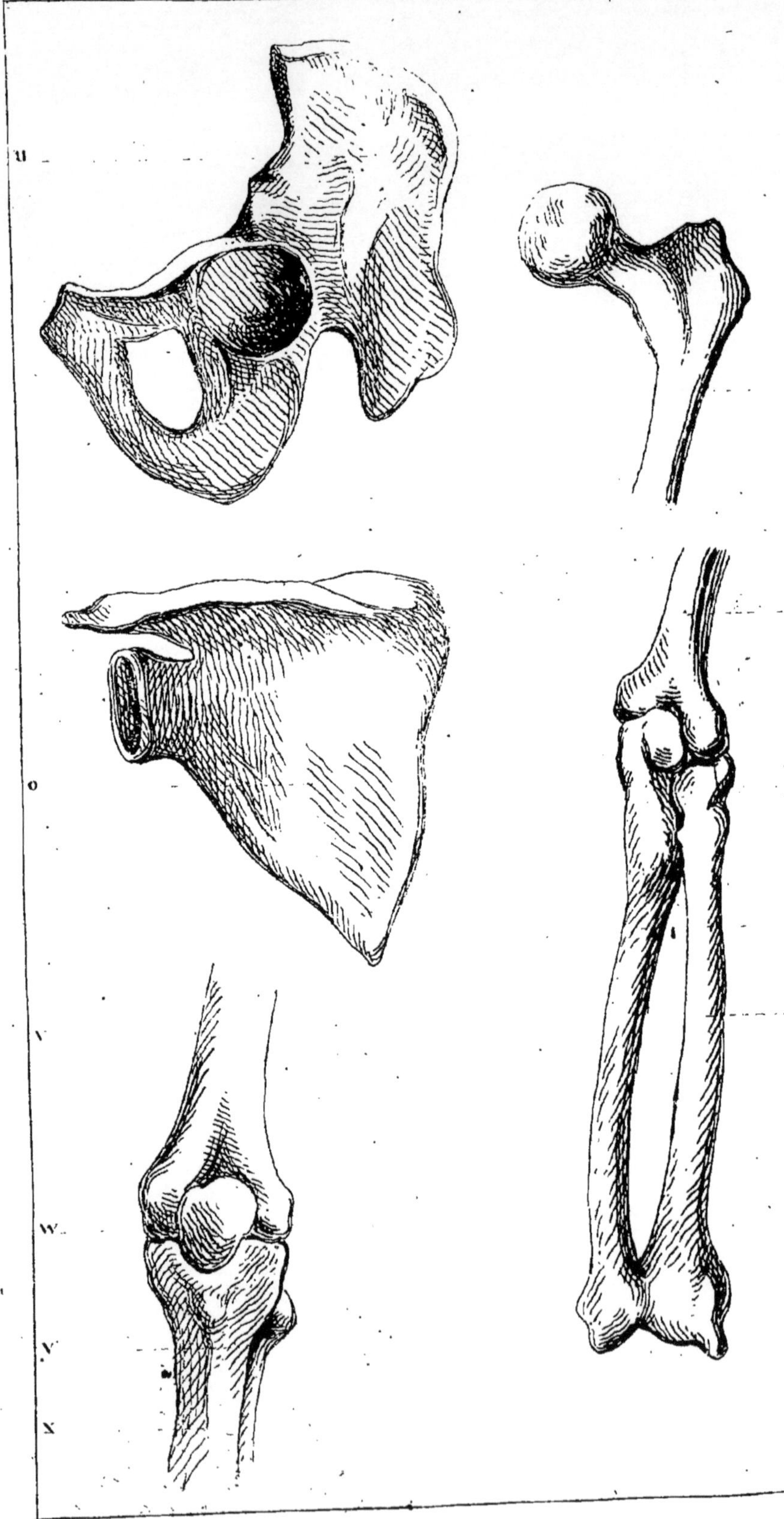
u
o
w
v
x
Rifaut sc.

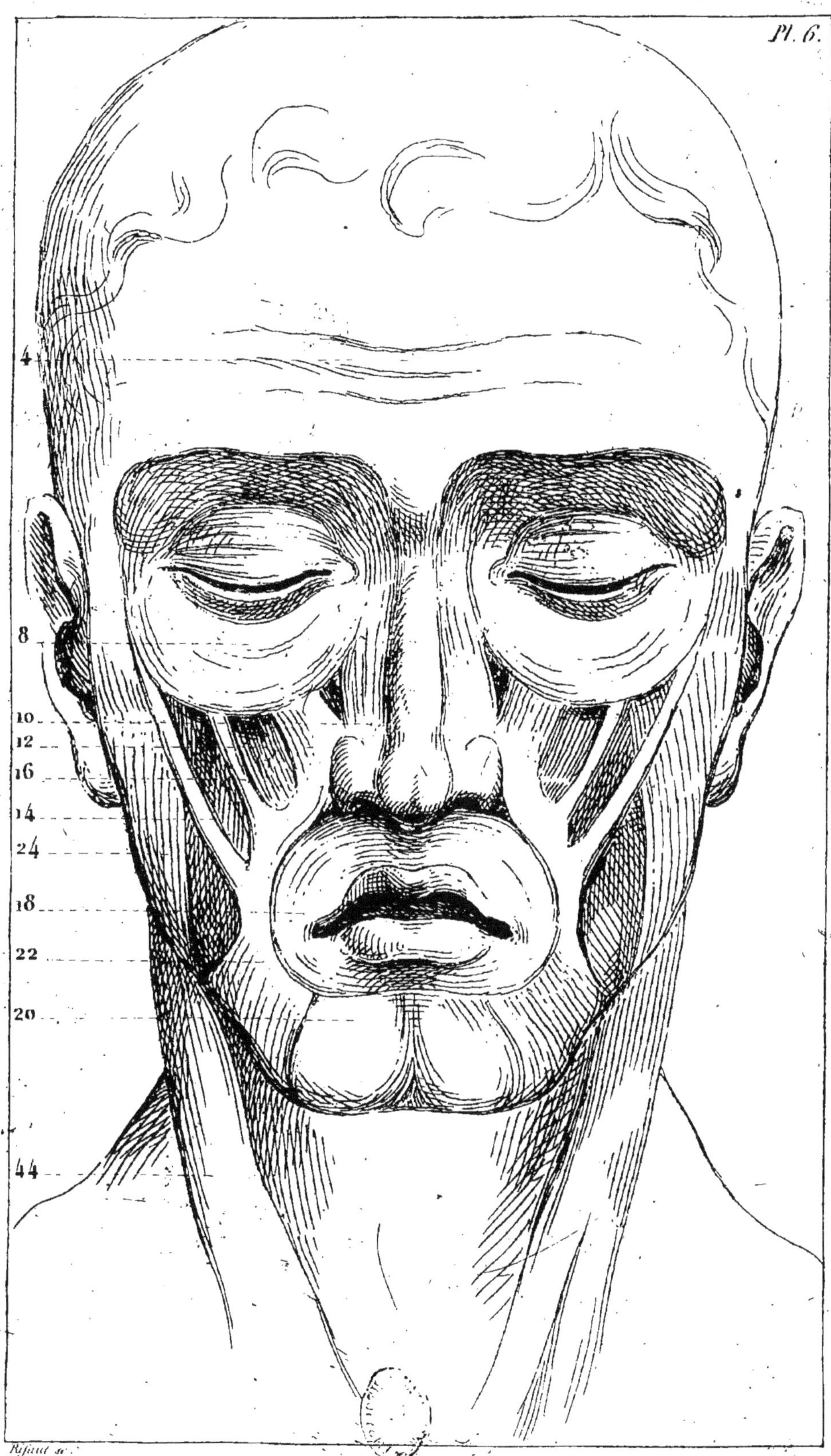

Pl. 6.
4
8
10
12
16
14
24
18
22
20
44
Rifaut sc.

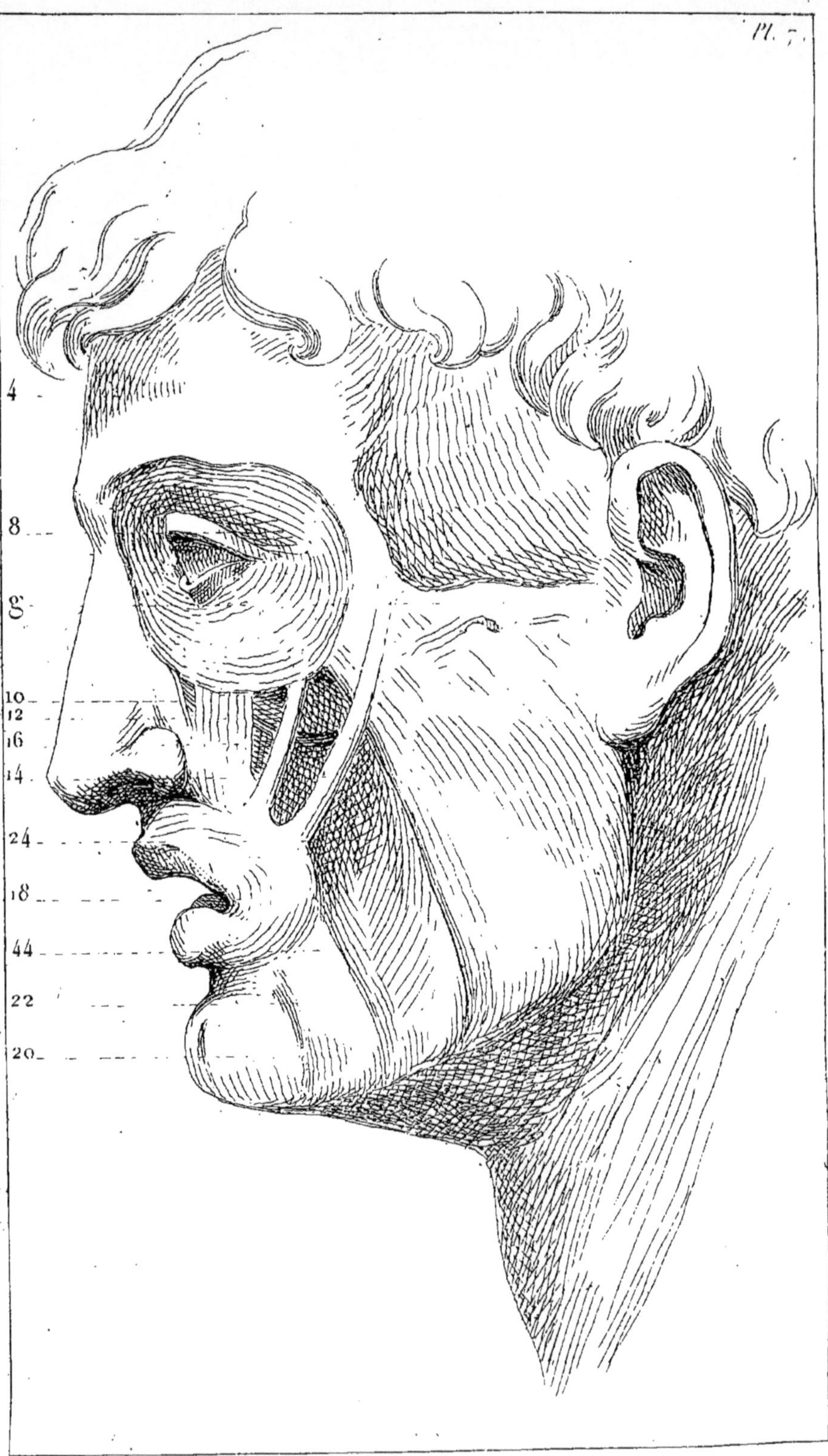

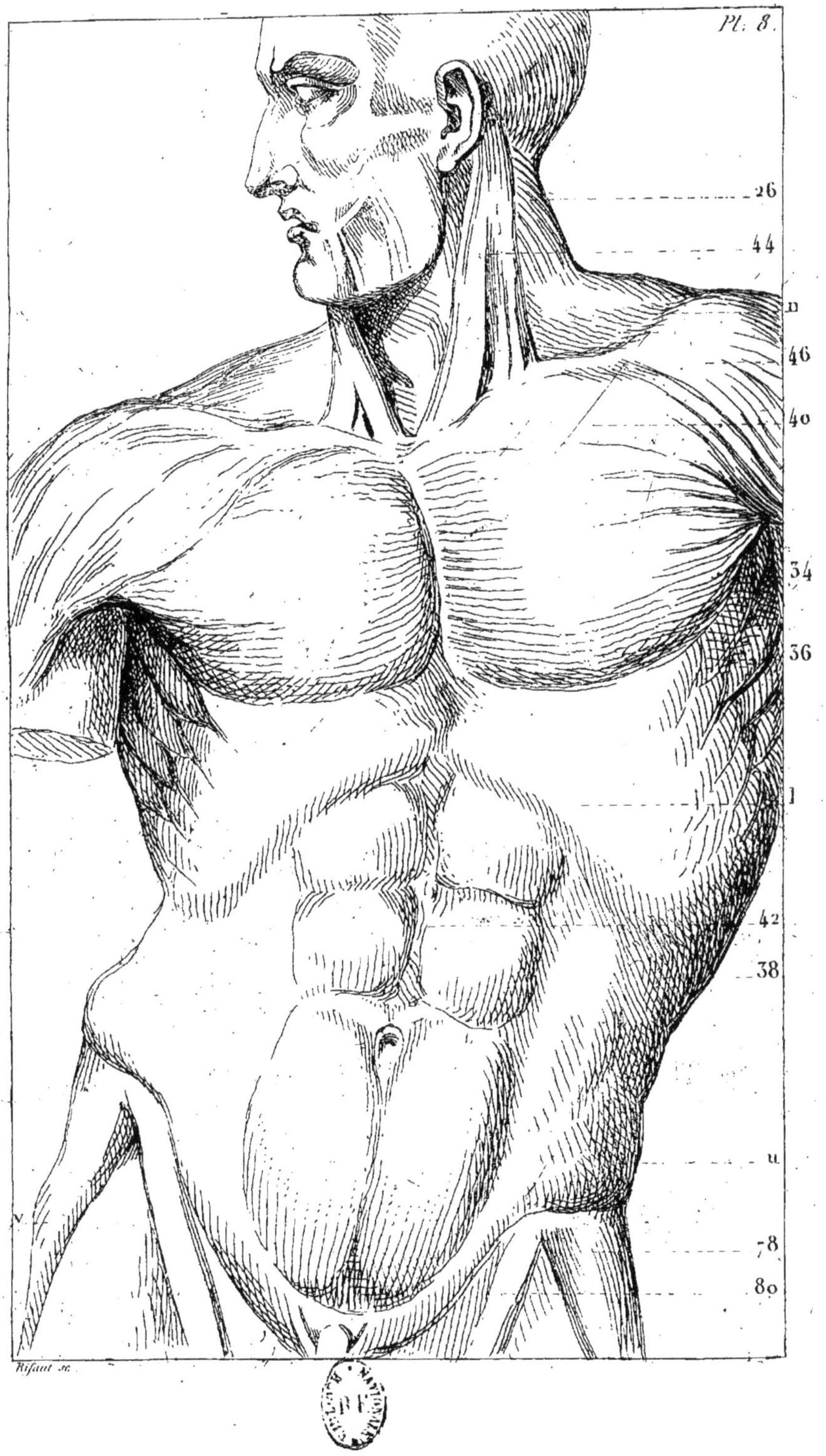

Pl: 8.
26
44
46
4o
34
36
42
38
78
8o
Rifaut sc.

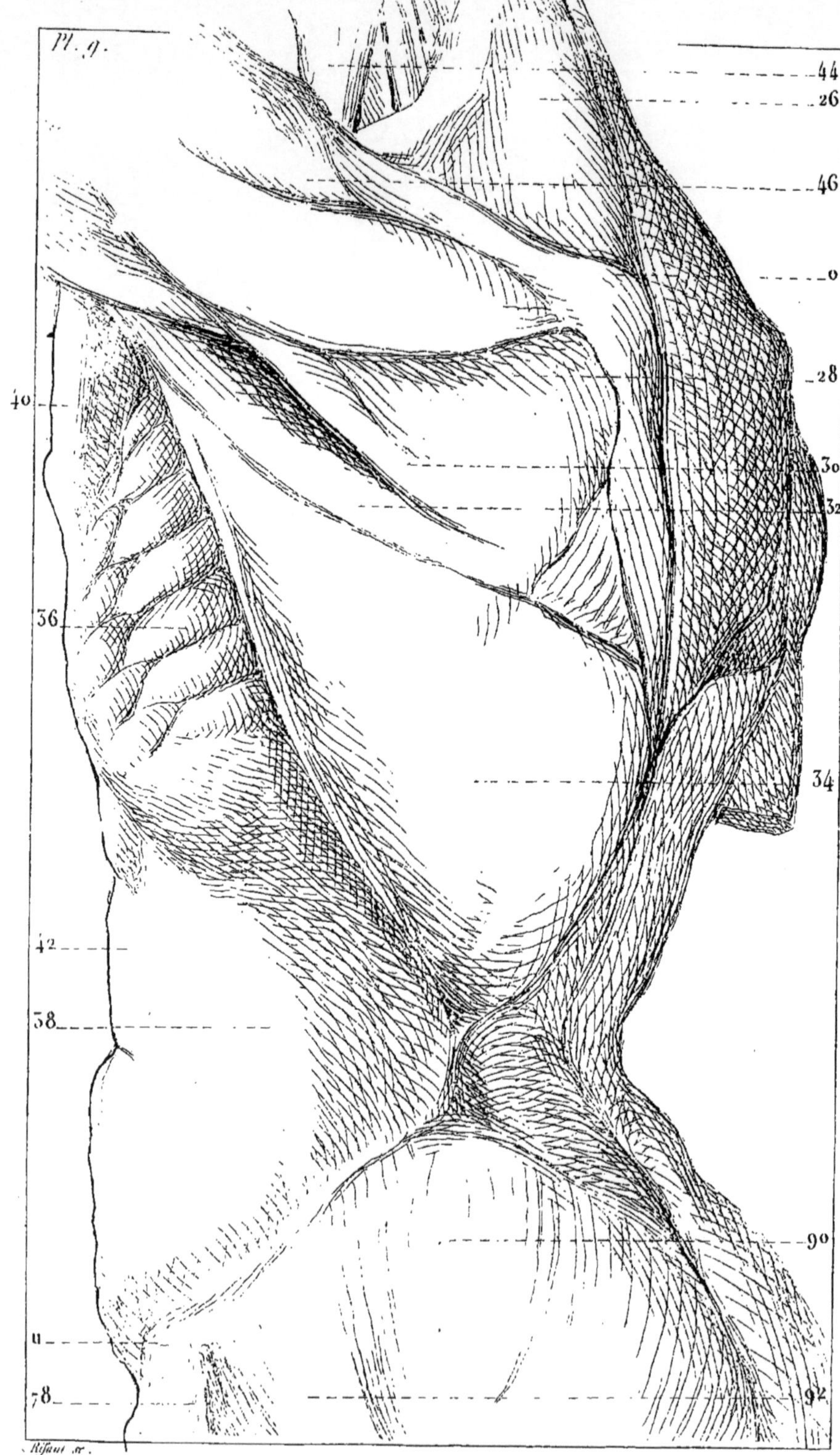

Pl. 9.
44
26
46
o
28
3o
32
34
90
92
40
36
42
38
u
78

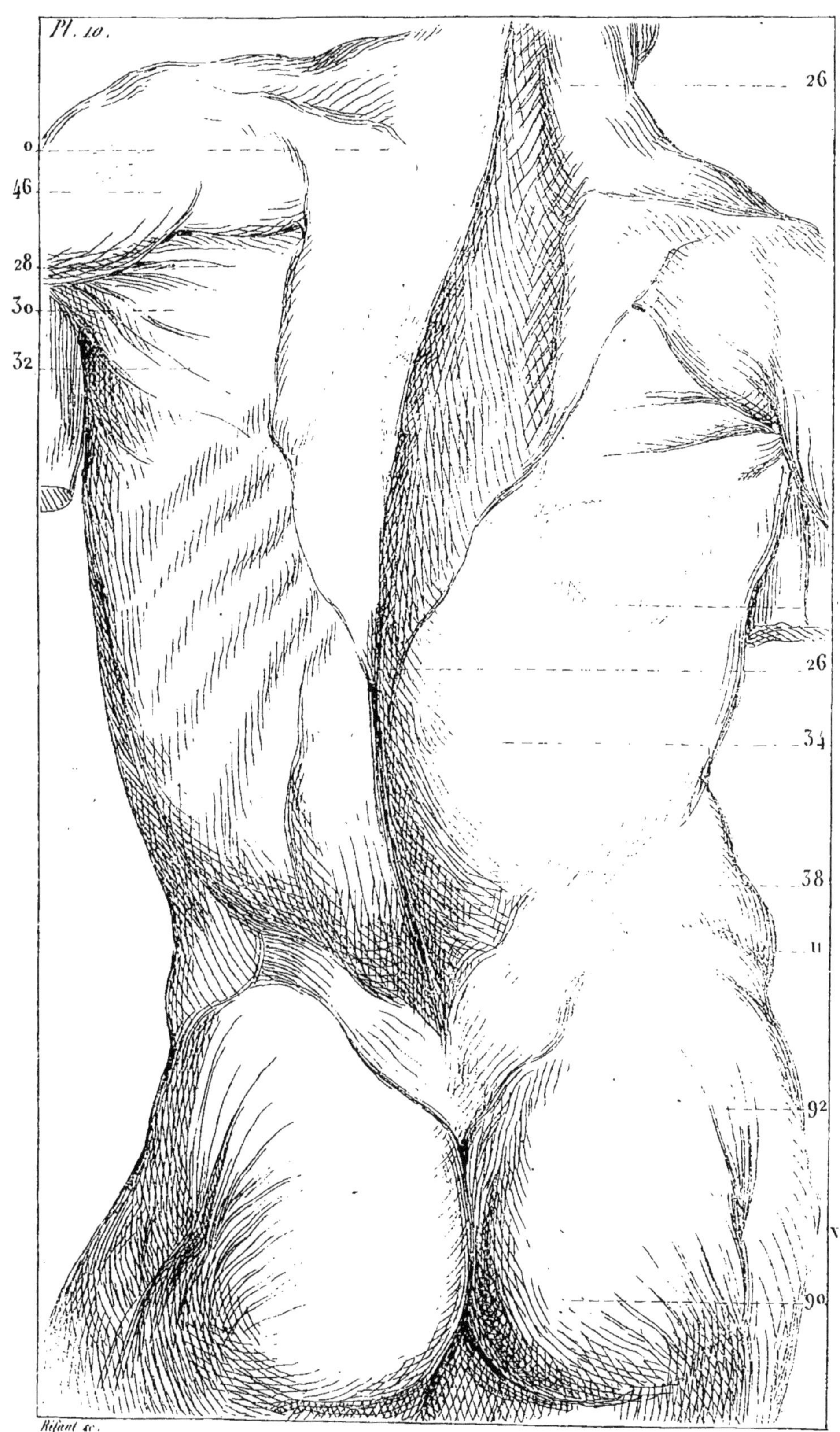

Pl. 10.
26
0
46
28
30
32
26
34
38
11
92
90
Rifant sc.

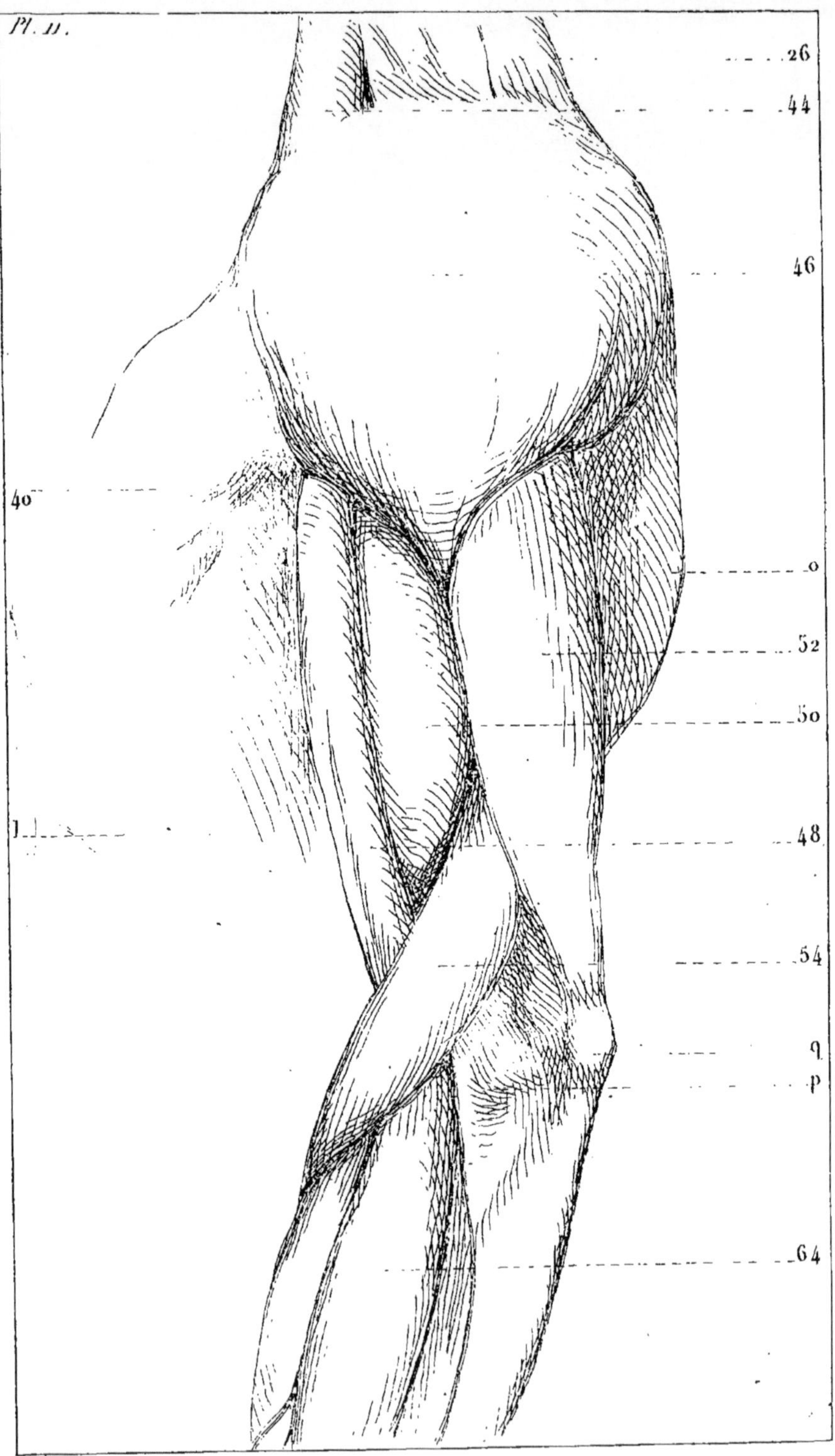

Pl. 11.
26
44
46
40
o
52
5o
48
54
q
p
64
Rifaut sc.

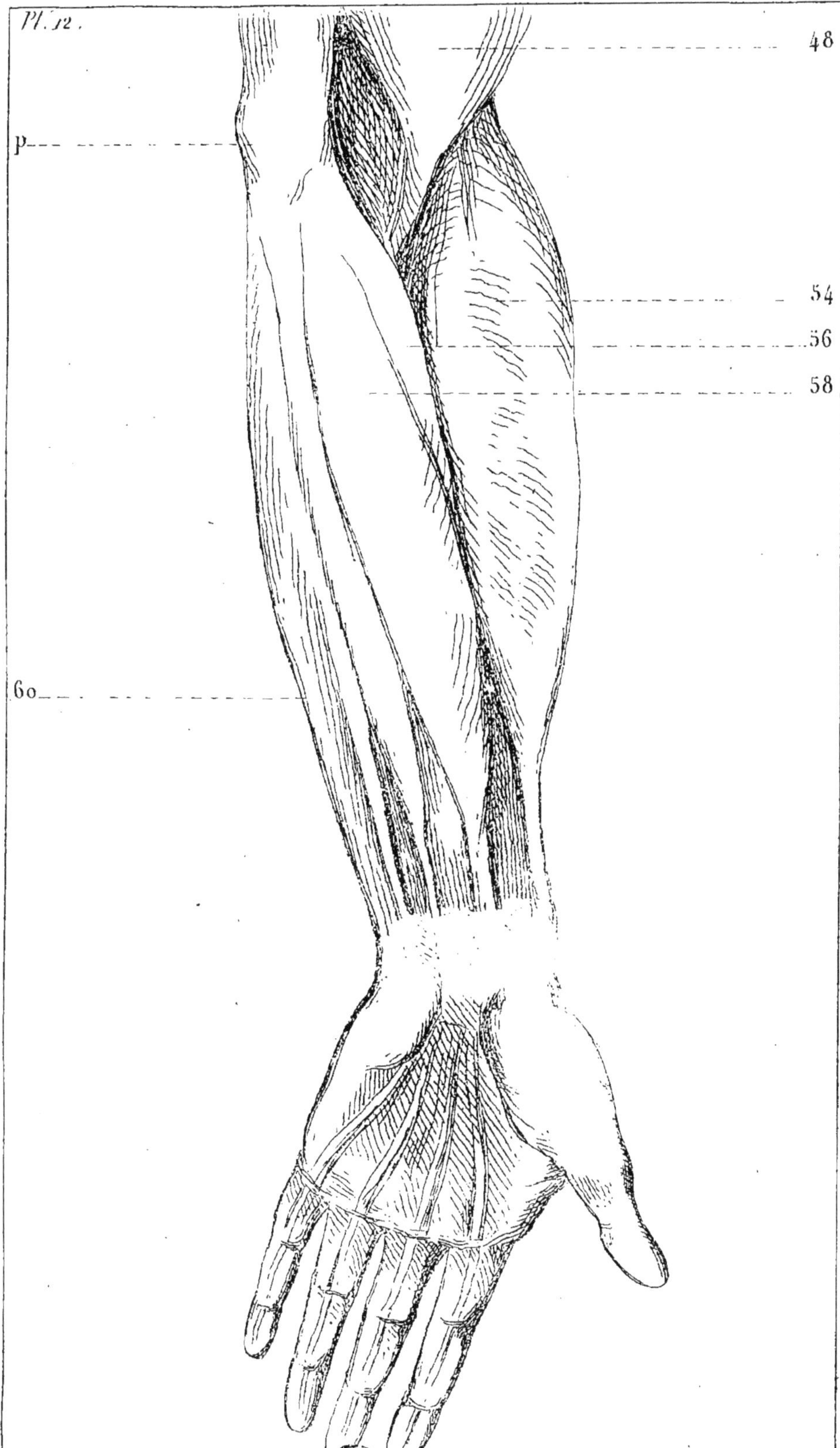
Pl. 12.
48
p
54
56
58
6o
Risacc se.

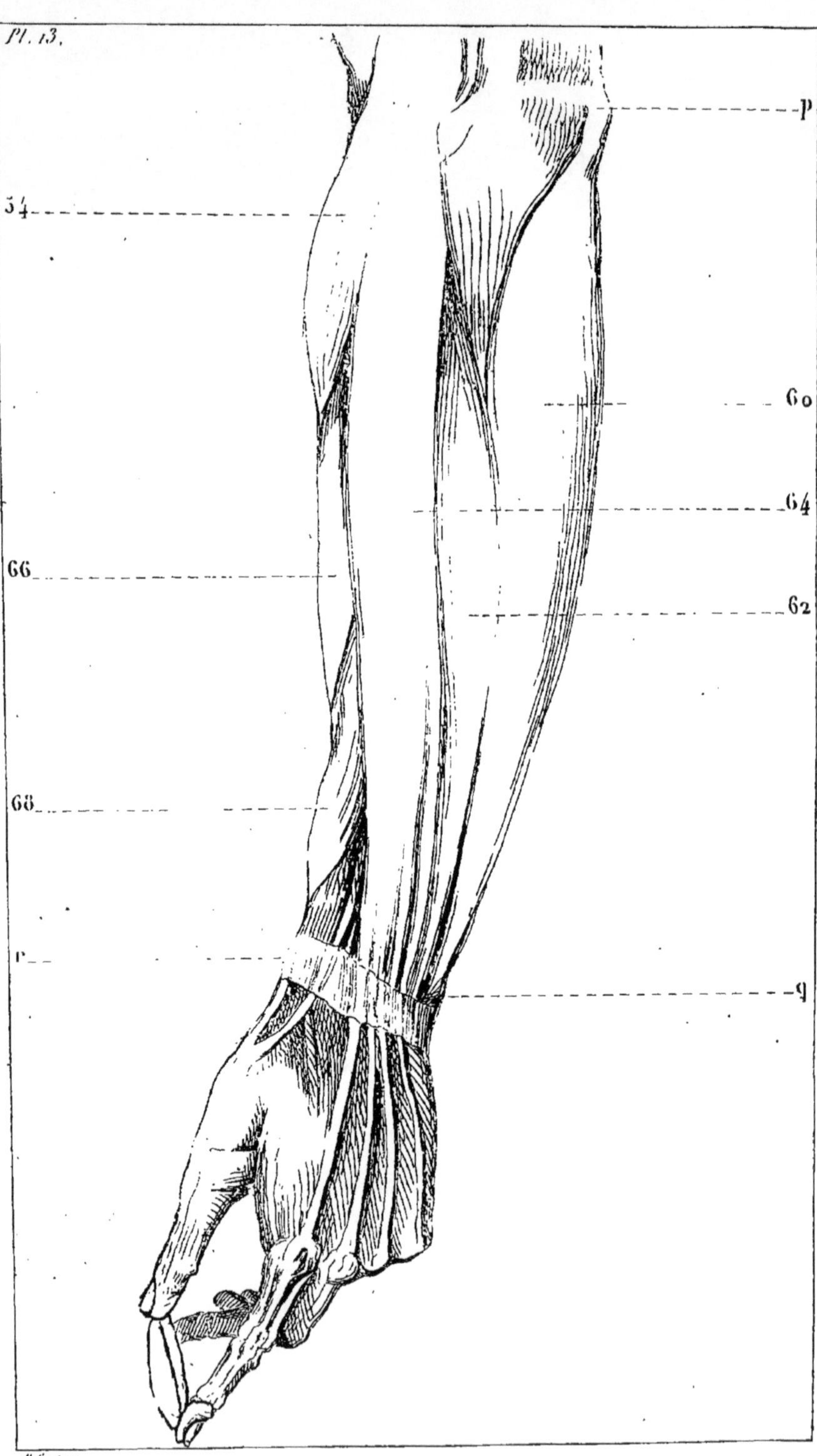Pl. 13.
P
34
60
64
66
62
68
p
q
Lisfuil sc.

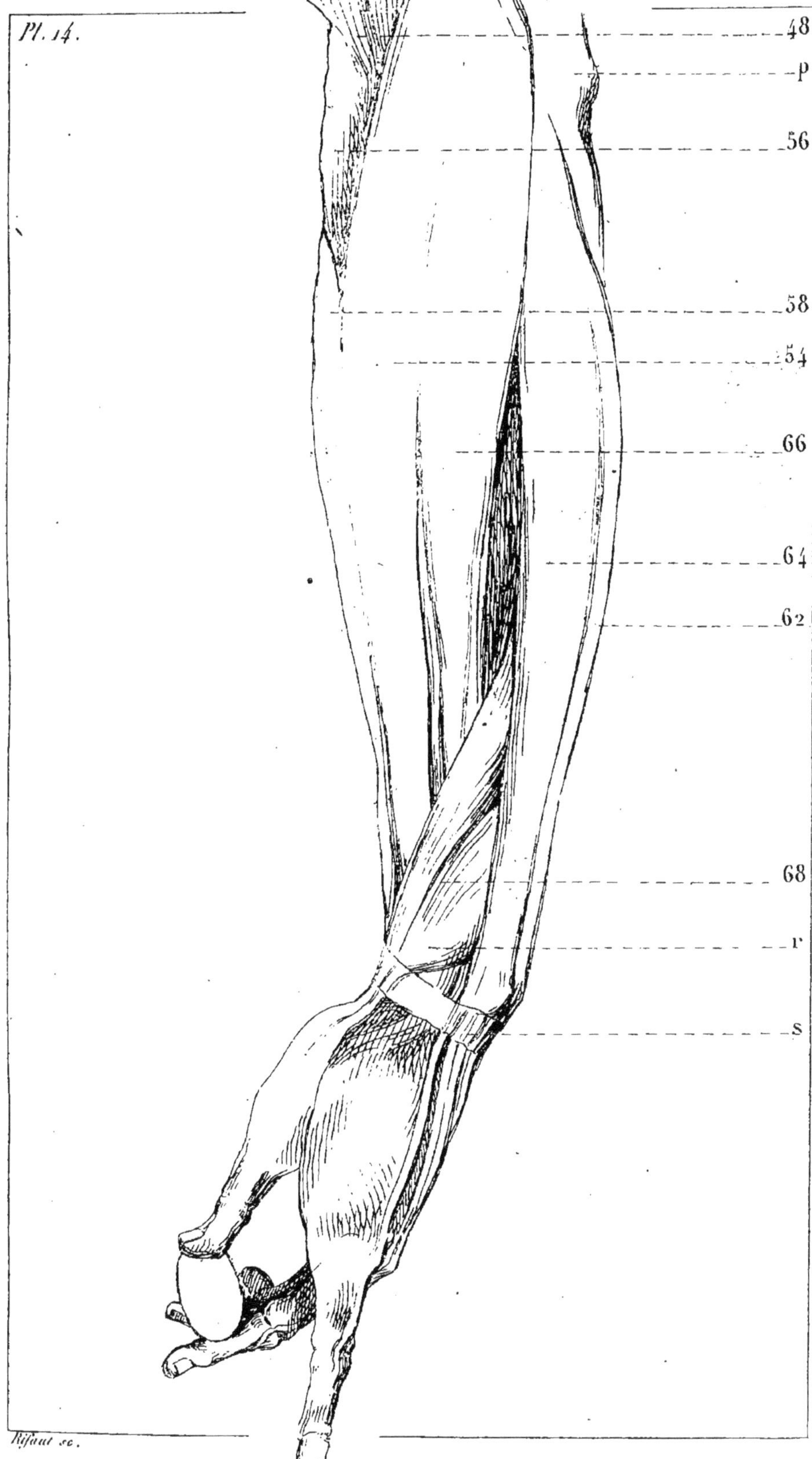

Pl. 14.
48
p
56
58
54
66
64
62
68
r
s
Rifaut sc.

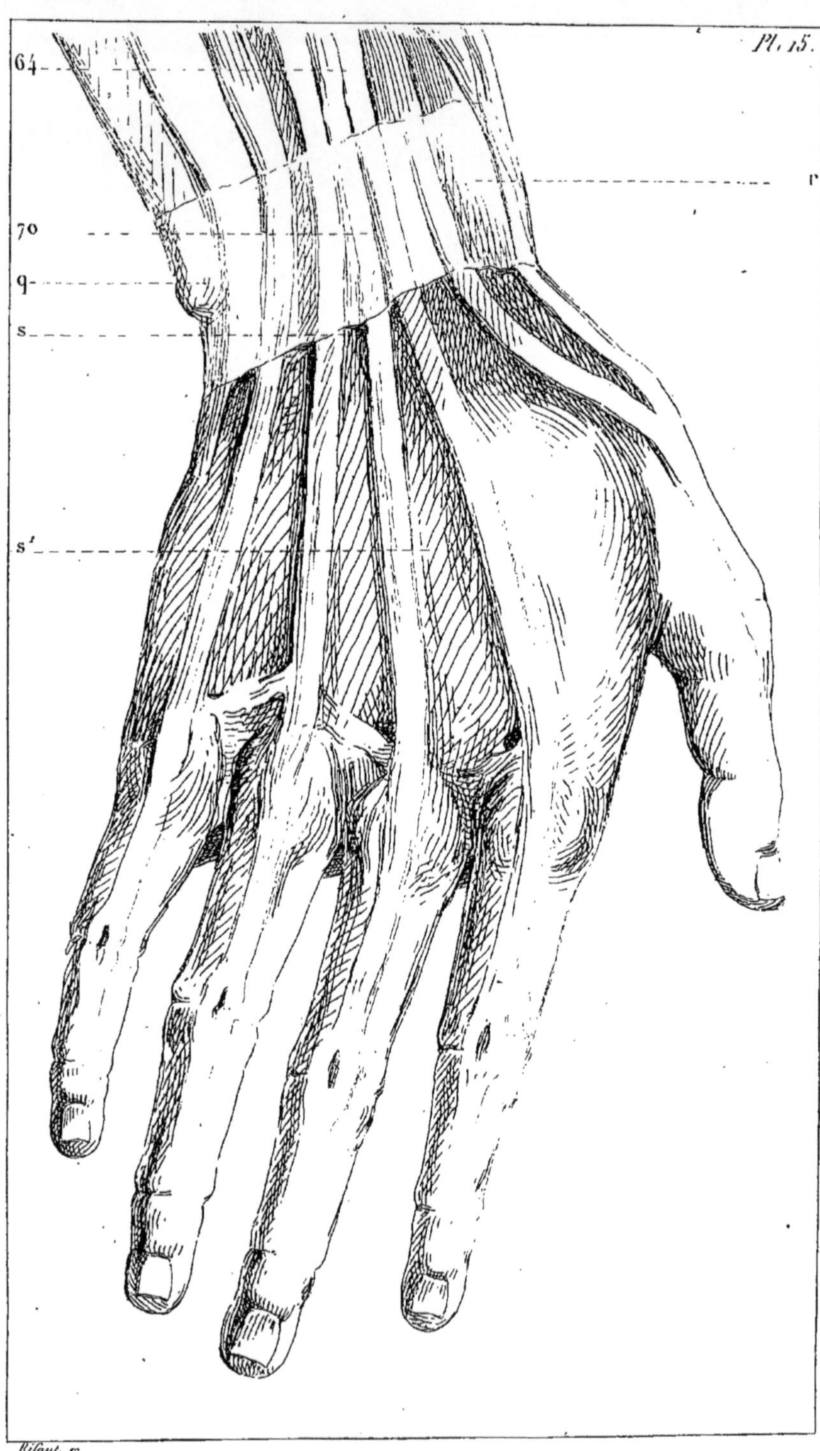

Pl. 15.
64
70
q
s
s'
r
Rifaut sc.

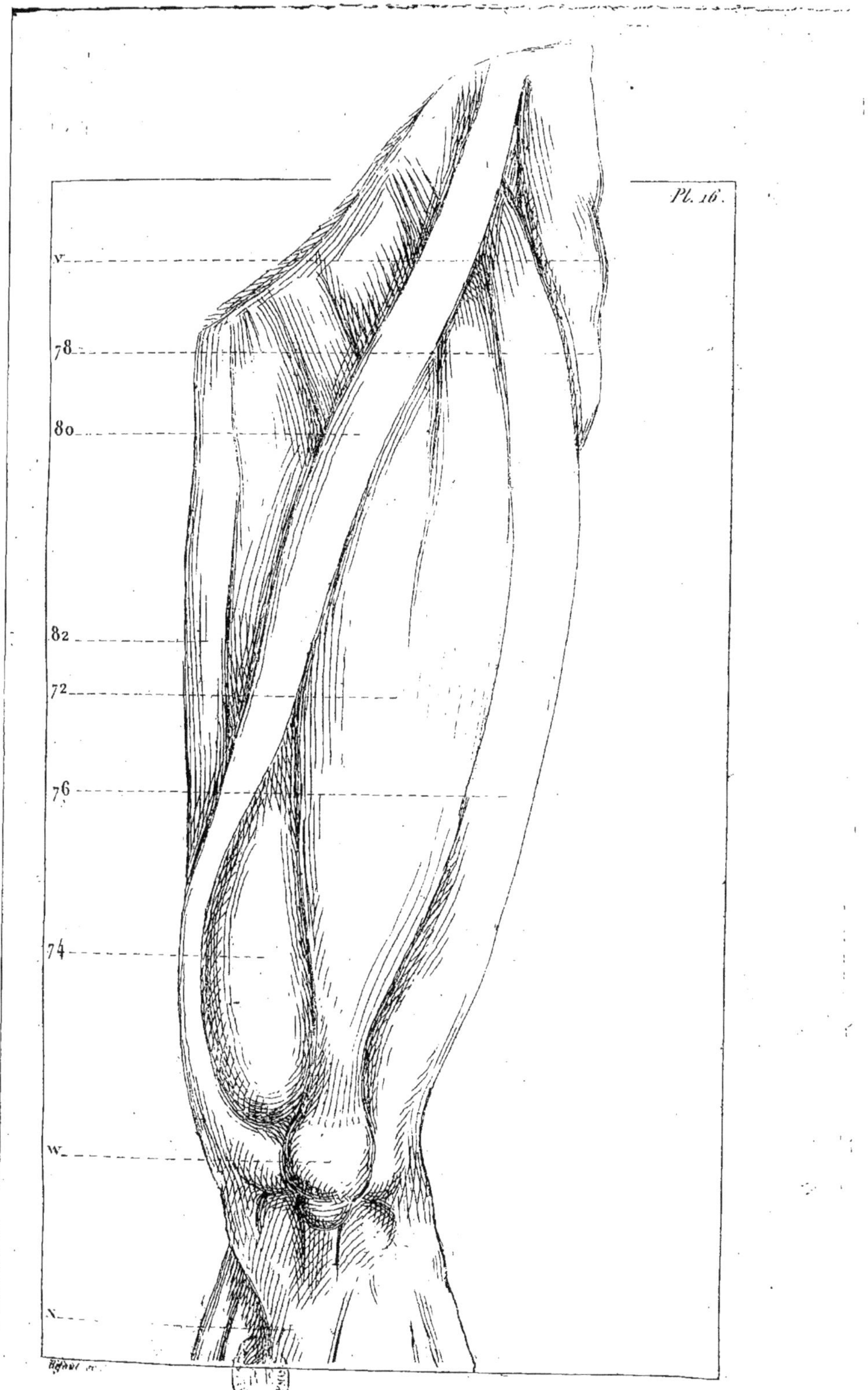

Pl. 16.
y
78
80
82
72
76
74
w
x

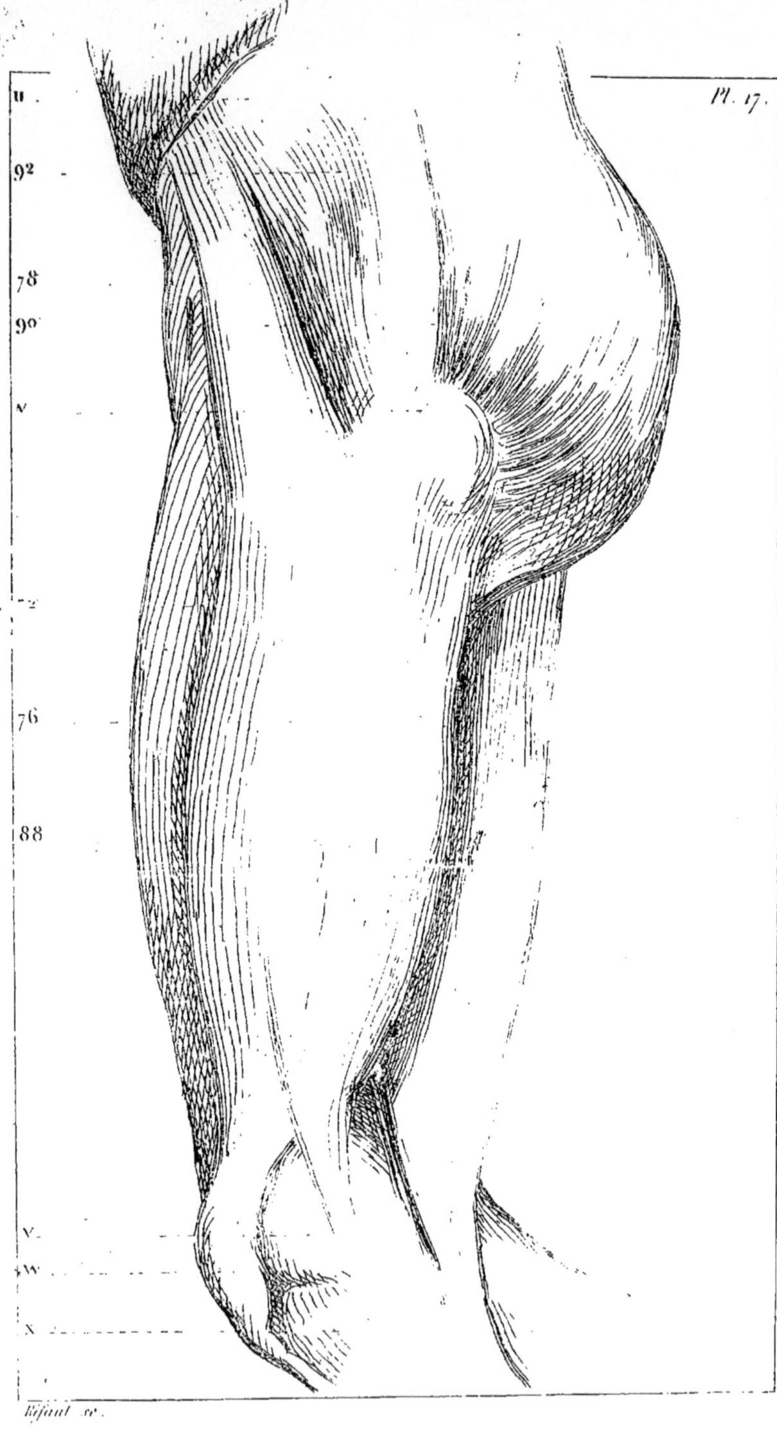

Pl. 17.
u
92
78
90
v
z
76
88
v
w
x
Réfaut sc.

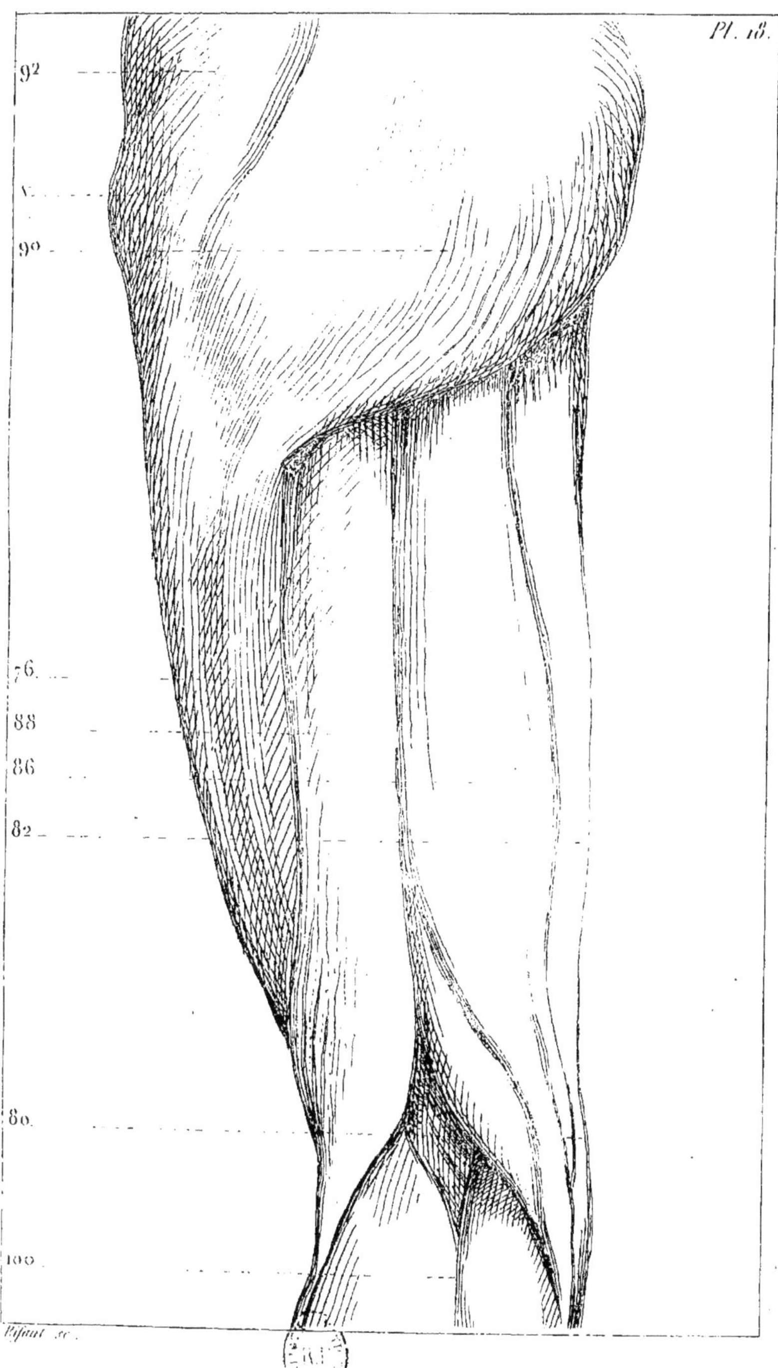

Pl. 18.
92
90
76.
88
86
82
80.
100
Rifaut sc.

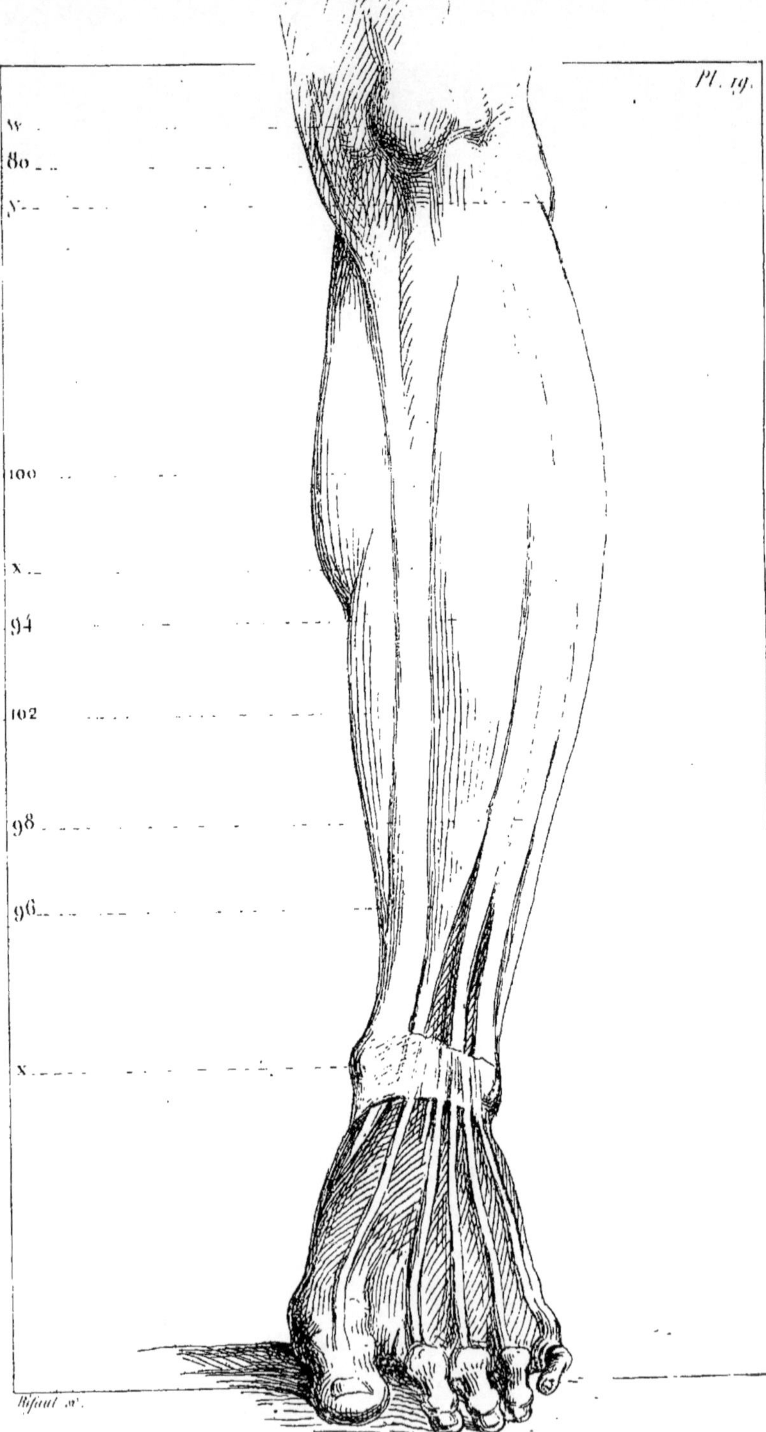

Pl. 19.
80
100
x
94
102
98
96
x
Rifaut sc.

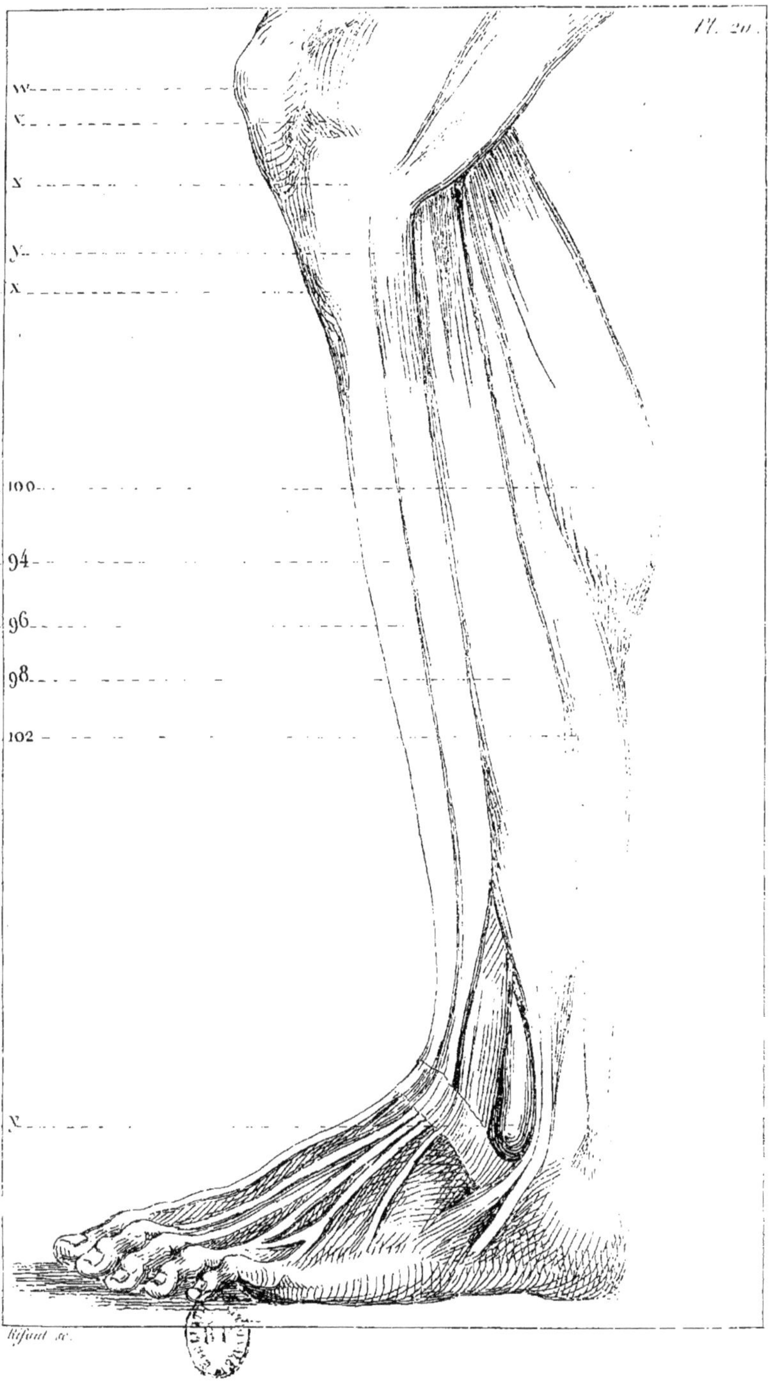

Pl. 20.

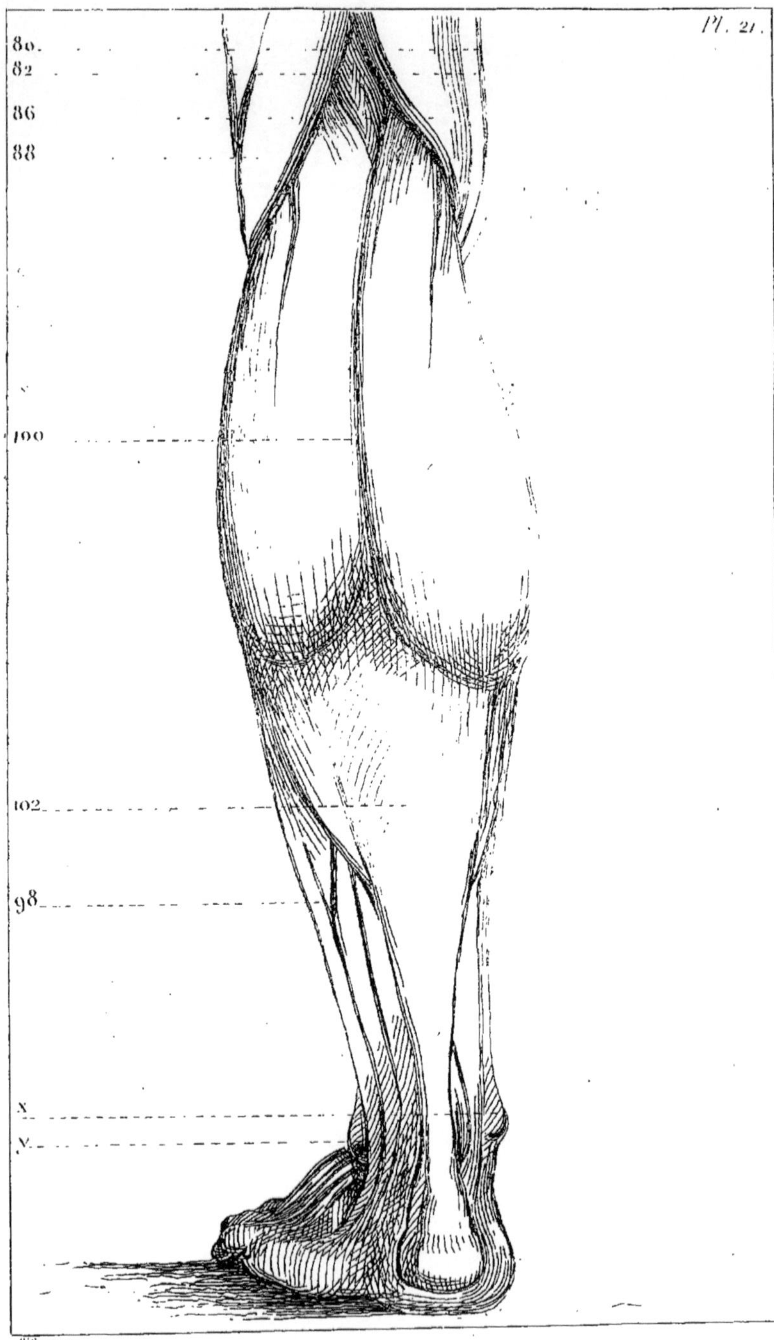

Pl. 21
80.
82
86
88
100
102
98
X
V

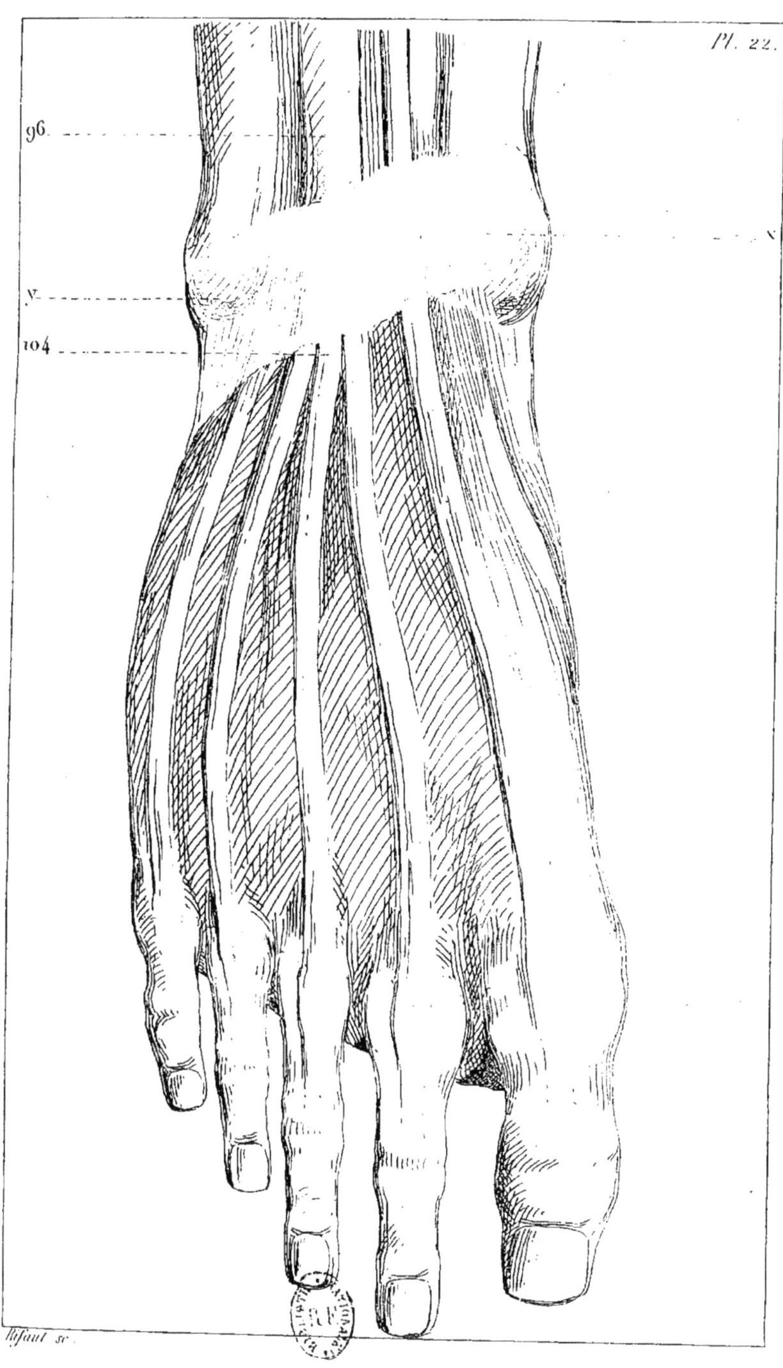

Pl. 22.
96.
V.
104.
Rifaut sc.

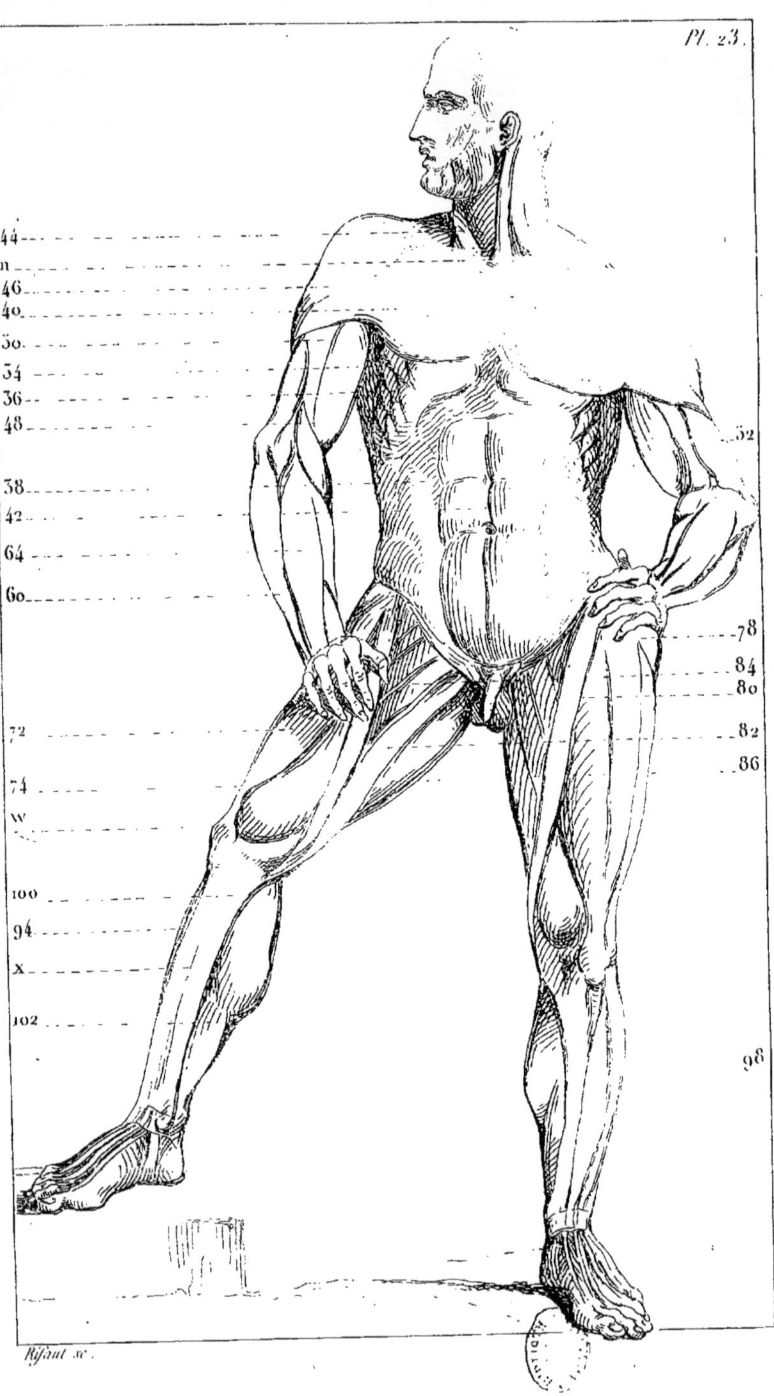

Pl. 23.
44
n
46
40
50
34
36
48
52
38
42
64
60
78
84
80
72
82
86
74
w
100
94
x
102
98
Rifaut sc.

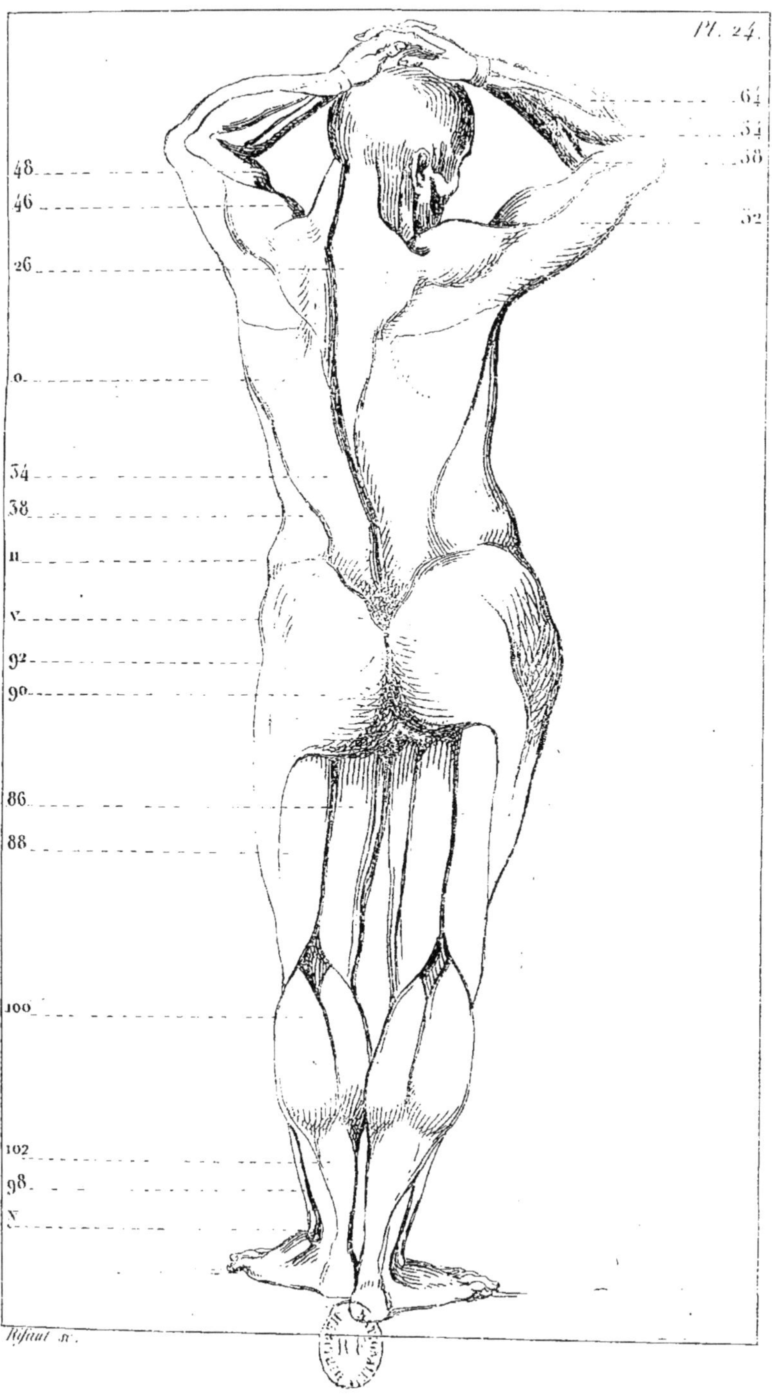
Pl. 24.
64
54
58
52
48
46
26
0.
54
38
11
V.
92
90
86
88
100
102
98
V.
Rifaut sc.